ナイチンゲール・スピリットで行こう。

~成熟社会を創る看護力~

プロローグ

看護師というと、みなさんは何を一番に思い浮かべるでしょうか？

病院できびきびと立ち働く姿、患者に優しく寄り添う姿…。

中には、戴帽式でランプの光を手にした場面を思い浮かべる人もいるかもしれません。

戴帽式は、基礎教育を終えた看護学生が看護帽（ナースキャップ）を戴く儀式で、ランプを手にしたキャンドルサービスの場面が印象的ですが、これは近代看護の母と言われたフローレンス・ナイチンゲールが、クリミヤ戦争の際にランプを手にして、ベッドからベッドへ傷病者を見回ったときの灯りを再現したものです。

看護協会の名刺には、必ず灯りの点いているランプの絵がありますが、これはナイチンゲールの精神を継いだ「看護の心」を表しているのです。


灯りの強さや炎の色はそれぞれに違うけれど、少なくとも志をもってこの道に入ってきた人たちは、みんな心に灯りを持っています。

今はこんなに社会が混沌として不安定で、先行きどうなるかわからないという毎日。みんなが不安になり、明るい将来が見えない状況です。今日が、明日が心配…。

そんなときに人はちょっと先を照らす確かな灯りが欲しいのです。看護は、そういう「灯り」になれると思います。なぜなら、思いやりの心から始まった仕事だから。

私は、このことを終始一貫して言い続けていきたいと思っています。

一人一人の力は小さいし、掲げるランプの灯は弱いかもしれません。しかしこれからは、そういう思いやパワーを結集しなければいけない。自分自身の進むべき道を知り、信念を持って声を上げ、みんなのお互いを思いやる心、それを集めていくことによって、社会全体が明るく照らされていくと信じて。

それが出来るようになったら、人を信頼できる社会、尊敬できる社会になっていくだろうと思うのです。

「ナイチンゲール・スピリット」というのは、読んで字のごとく、ナイチンゲールの実践した看護の精神ですが、看護師たちはいつも胸の奥にこの精神を灯のように掲げて、仕事に向かっています。

しかし、ごく近い将来に訪れる超高齢・多死社会において、この精神は重要なキーワードになっていくと思います。社会全体が、人間の生きる力を守れる成熟した社会になるために、人を思いやる看護の精神、つまり「ナイチンゲール・スピリット」を持った人が一人でも増えてほしい。そして、安心して暮らせる成熟社会を看護の力でつくり出してほしい。そんな思いで、筆を執りました。

この本の中では、私の看護に対する思い、そしてこれから先の社会を見据えたときに看護職として考えるべき問題などを、私自身の経験を織り交ぜて綴りました。

看護職をめざす人たち、あるいは看護の現状を知りたいという人にとって、何か一つでもヒントとなれば幸いです。

平成二十一年　たかがい恵美子

目次

第三章　看護の現場で育つ　～臨床と地域保健～　47

第一章

看護の遺伝子が目覚めるまで

～三つの十字架～

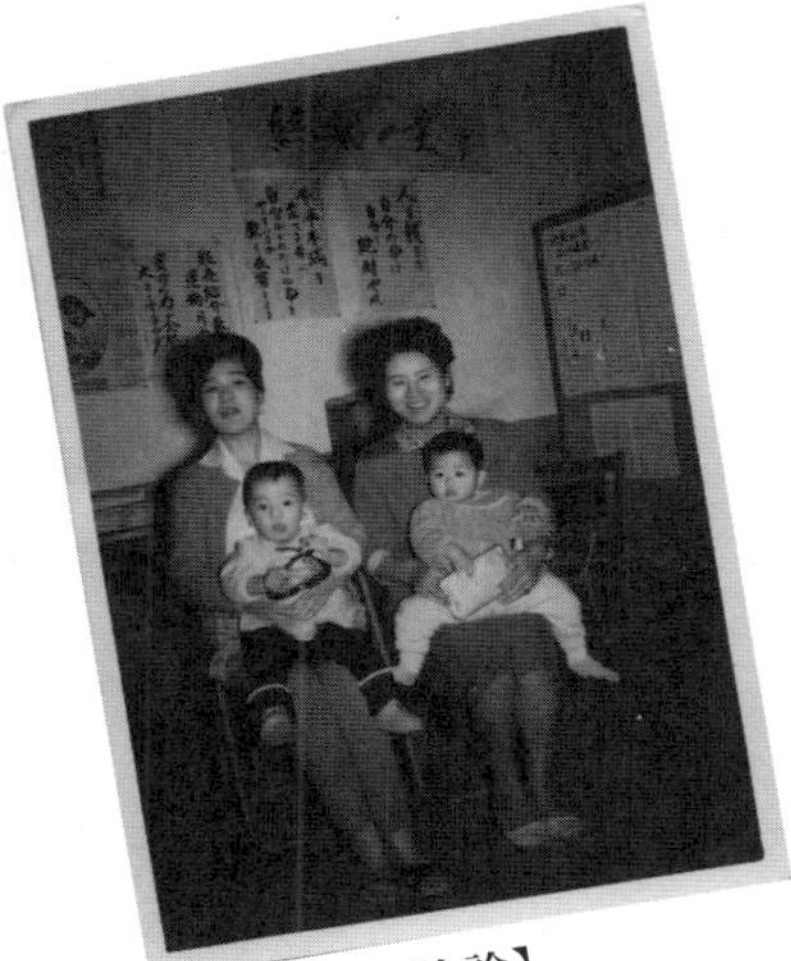

【'65　定期検診】
いのちの重さを知る者の自信がみなぎっています。

子供時代の三つのスペシャル

まずは、私がどんな道程を経て看護の道を選んだのか…。

それには、子供時代の三つの特別（スペシャル）な生育環境があります。

一つ目は、自分の身体の障害です。

東京オリンピックを目前に控えた寒い冬の朝、私は宮城県に生まれました。助産師さんの手によって元気いっぱいに誕生したのですが、生後三か月の乳児健診で先天性股関節脱臼※と診断されました。すぐに徒手整復術を受け、それからはおむつをつけてギプス固定された赤ちゃんの生活が始まりました。その後も数か月ごと、成長に合わせてギプスを巻き直しながら、寝返り、お座り、はいはい、立ち上がりの時期を過ごしました。

お誕生日を迎える頃、多くの赤ちゃんは自然と立ち上がり、ヨチヨチ歩きを始めます。しかし長い期間固定されていた私の両足は、一歳半頃になってようやく、立ち上がることができるような形に伸ばすことから始めなければなりませんでした。普通に歩き出すための「リハビリ」が必要だったのです。そして何とか歩き始めた後も、やはり姿勢は独特だったようです。二歳半から日本舞踊を習ったのも正座やお辞儀、畳上の歩き方などの所作、スムーズな身のこなしを覚えるためで、まさにリハビリの一環でした。

※先天性股関節脱臼は、肢体不自由のひとつで障害者自立支援法に基づく自立支援医療(平成十八年三月までは、児童福祉法に基づく育成医療)の対象となる疾患です。これは十八歳未満で、現在または将来において機能障害を残すおそれがあり、入院手術（一部例外あり)により機能の回復が見込まれる方に対して、医療費の一部が公費で負担される制度です。

　ギプスは外れても、果たして自分の脚で立ち上がれるようになるのか歩行はできるのか。仮にうまく歩き出せたとしても、成長する過程で足の長さはどのように違ってくるのか、足腰の痛みはいつ頃出てくるか、いつごろ再手術が必要になるか、そんな心配がいつも付きまとい、さらに大人になっても妊娠・出産には耐えられないだろうともいわれました。立って歩くという当たり前のことが、とても壮大な夢と感じられるような子供時代でした。

もう一つは、兄の死と家族のまとまりについてです。

私は三人兄弟の二番目ですが、兄は私が生まれる前に亡くなりました。それは、兄が幼稚園に入る一週間ほど前のことでした。入園式に備えて買いそろえた真新しい黄色い帽子と通園バックを、毎晩抱いて寝ているような時期。家の前の大きな用水路で溺れて亡くなりました。

以前は護岸の設備が十分にされていなかったし、それでなくても東北の春先の川には山からの雪解け水が大量にあふれ、水かさを増して、走るように流れています。遊んでいた兄は、この冷たい水に足を取られて命を落としたのでした。

両親にとってみれば、大切な後継ぎ息子を亡くしてしまったのですから、その悲しみや悔しさは、その後の家族に容易には消し去ることのできない重さを残しました。

その事件をきっかけに父は河川敷の整備を呼びかけ、二度と兄のような事故が起きないようにと地域づくり活動を行っていました。しかしその後も、小さな子供が川に落ち、家の前の橋から大人が飛び込んで人工呼吸するという騒動は何度か繰り返されました。

薬の卸業に従事する父は、そういったこともあり、いつも私を連れて仕事に出掛けていたのです。私はおむつの頃から、毎日、父の運転する車の助手席に乗って、一緒に病院まわりをしていました。

私の幼少期の遊び場には、薬のにおいとアンプル類を保護するために入っていた発泡スチロールの緩衝材があふれていました。倉庫に置かれた大きな箱の隙間。アルプスの少女ハイジが乾草のベッドで遊んだように、このフワフワに潜り込んで遊ぶのがお気に入りでした。


もともと活発な私は、本当はあちこち思い切り走りまわりたかったのですが、骨盤が安定して骨がしっかり出来上がらないことには安心はできません。それまでは、走ったり跳ねたり人並みの運動をしてはいけないと言われていました。そして、元来のおてんばぶりを発揮しそうになると、決まって言われるのです。

「お兄ちゃんはとても聞き分けのいい子だった。同じような状況で注意をされたとき、お兄ちゃんがもし生きていたらなんてお返事するだろう。あなたのために周りが心配してくれているのだということを理解できないようじゃ、お姉ちゃんとしても失格でしょう」

私がこうしたハンディを負っていたから、両親は、体力的な問題だけでなく、精神的にも将来しっかり生きられるようにと、ずいぶん心を砕いて育ててくれたのだと思います。

私が生まれたときにはもういなかったけれど、両親にとってはあくまで兄が長男で、私はその次に授かった子なのです。二人の心の中で、兄は私たち家族とともに育っていました。私は私で、子供を思う親の気持ち、家族というひとまとまりの愛情が、幼いながらに分かるような気がしていました。

命は大切にしなければいけない。そして、しっかり立って歩けるようになるまでは我慢しなければならないのだと思っていました。兄の分も！


そしてもう一つは、家族と近隣についてです。

私が生まれた家は三世代同居で、仕事柄、町内に住む叔父家族も寝るとき以外は我が家で一緒に過ごすという、いつも賑やかな拡大家族でした。その中に、障害を持った伯父もいました。幼少期にかかった脳炎で高熱が続き、意識は戻ったものの軽い神経後遺症が残っていたのです。家族とのコミュニケーションはできますし、もちろん身の回りのことはすべて自分でできるのですが、伯父はいつも、ひっそりと過ごしていました。家族の中で誰よりも早く起きてアツアツのご飯を炊いてくれる。それが我が家における伯父の貴重な役割でした。今も新米の季節がくると、あの絶妙な火加減はとても真似のできない技だったなと、懐かしく思い出されます。

私の父は六男で家督を継ぎましたが、本来ならこの伯父が跡取りになるはずでした。農地解放の後は戦争で公職追放になったり病気にかかったりと、あの頃を生き延びた家族はみな、心にも体にも深い傷を負っていたのだと思います。そのうえで、みんな必死に生きてきた――。伯父や祖母を通じて家族の過去に触れるとき、私はいつもそんなことを感じます。私の世代ではもう、同じ苦しみを味わうことはないけれども、先人の礎があったからこそ、このような安心な暮らしを得ることができているのだと、しみじみ想うのです。

そのような感謝の心を持つこと、お互いを労わる気持ちを持つことこそが、実は「生きる」ということではないかと思います。

何故そのように思うのか。身内に障害者のいる家族というのは病気や障害の苦しみだけではなく、その障害以外の様々な痛みにも晒されながら日常の暮らしを営んでいるからです。私の痛みはまだ小さなものでしょうが、シンプルにそう感じています。

近所の子供たちは、「あそこには変なのがいるから遊びには行かないように、友達にならないように」と言われて育ちます。大人にそう言われれば、子供はストレートにそれを言葉や態度で表します。そのうえ長兄がなくなり、私は体が弱いのだから、色眼鏡は二重三重に彩色されていきます。なにせ田舎のことですから、長く同じ土地に住む人ばかりです。誰かが気軽に発した一言が、その子や家族、友人に浸透し、やがて定着してしまうのです。

こんな状況の中で、親はもっと深刻に私たちの行く末を案じていたのでしょう。だからこそ「世間のうわさを気にする前に、自分自身が恥ずかしくない行動をとるよう心がけなさい」「物事を表面で判断してはいけない。なぜそれが起こっているのかを考えなさい」「都合のいい解釈で、無責任に調子を合わせてはいけません」などと、まるで大人に言うようなセリフを日常的に聞く子供時代だったのです。

「そこに存在する」というだけで、思いもかけない噂をされ、必要以上に人の目に晒される。こうした体験は、満たされた暮らしを送る人々の心の中に潜む危険を、本能的にキャッチして回避する感覚を教えてくれました。

それと同時に、生まれ来る命には必ず意味がある、ということも学びました。こうした感覚は、人と触れ合う中で育まれるもの。楽しいことも、苦しいことも、すべての物事には深い深い関係があるように思います。

もちろん、小さい頃の私がいつも孤立した環境におかれていたというわけではありません。それは遠足や実験など特別な班で行動しなければならないようなとき、忘れた頃にやってくる年中行事のようなものです。グループに最初から入れない、小さな孤独。しかし子供の心は繊細ですから、些細な出来事でも、しばらくしてまた同じことが繰り返されていることに気がつくと、深く心に残ってしまって、なかなか忘れることができなくなります。

元気な人々の闊歩する一般社会にも、似たような危険は常にあると思います。地位や権力のある人、声の大きな人の意見には黙ってうなずいておくのが良い、という風潮です。

相手の立場が弱く声を上げることができないと分かると、人はなおさら執拗に責め立てて追い込んでいくこともあります。こうなるともう一種の社会病理で、人と人とのコミュニケーションが歪んでいることの表れです。「そんなのは人間の性《さが》だ」と一蹴する向きもあるでしょうが、ユーモアの枠を超えると、そこから先はお互いに傷つけ合う不健康なスパイラルに突入してしまいますから要注意です。

私たちは他人の痛みをその人と同じようには感じることができないのですから、順調なときほど行動を慎み、身近なところにある苦しみを自分事として考えられるセンスを失わないことが大切です。

ところで、生家では祖母も一緒に暮らしていました。祖母にとって障害の伯父は白髪頭になっても手離せない子供でしたから、「この子を置いては死なない」といつも言っていました。実際には祖母は八十八歳で伯父より先に亡くなりましたが、とにかくいつも伯父と一緒で、家を新しく建て替えるときにも、家の中心に祖母と伯父の部屋を作っていました。

祖母の愛情は、孫の目から見ていても「すごいなぁ」と素直に思えるもので、世代を超えても「親の気持ちって、こういうものなんだ」ということを、肌で感じて育った気がします。これら三つのスペシャルな境遇に恵まれたおかげで、私はやがて「一人ひとりを大事にするということ」の大切さに目覚めてゆくのです。

養護学級での少人数教育

小学校に入ったとき、一年生と二年生は養護学級で過ごしました。

当時から宮城県では、宮城教育大学や東北福祉大学が障害児教育に先進的な取り組みをしていましたが、私が通った学校にも普通学級の他に複数の選択肢があったのです。精神発達に遅れや障害のある子どもたちを伸ばすための特殊学級と、心臓や腎臓など身体的な問題を抱えている子供向けの養護学級とがありました。

養護学級の児童は全部で十六人ですから、今でいう少人数教育の走りです。すぐに熱を出したり、ぜん息の発作を起こしたり、ひきつけを起こしたり、心臓の壁に小さな穴が空いていて注意をしなければいけないという子もいました。私の場合は、あまりに元気すぎるので動きをセーブするため特別にお願いしたというのが真相だったのかもしれません。見た目ではわからないけれど、とにかくジャンプやかけっこは禁止でした。

育ち盛りの子供が体をのびのびと動かせない。体が弱いとはどういうことなのか。体に障害があるとどんな日常を送らなければならないのか。ハンディを持つことの辛さをいつも感じていました。

そんなクラスの生活にも、自慢の科目がありました。それは乾布摩擦です。これには、ええっ？　と驚かれる方もおられるでしょう。どういうことかと言いますと、普通学級の子がおとなしく勉強しているときに養護学級は外へ出てイチニッ・イチニッとやるのです。建物の中から見たら吹き出してしまうかもしれない光景ですが、同じ年ごろの仲間よりもちょっぴり丈夫になったような気がして、私はこの時間がとても好きでした。

三年生になって普通学級になっても体育は見学、当然ながら運動会では走らせてもらえません。みんなが徒競走で「一番になる」と意気込んでいるときに、私はスタートラインにさえ立たせてもらえません。他の児童と同じにしてよいのはマット運動か水泳くらいでしたから、普通に走れることはすごいこと、遠い憧れのようなものでした。

想定外の健康優良児表彰

ところが、小学校を卒業するときに「これからは何をやってもいいよ」と言われました。走ってもいいし、跳ねてもいい。骨が成長して、運動することに何の制限もなくなったのです。

ずっと憧れていた、当たり前に動くということを、ようやく許されたのですが、いざとなると、「急にそう言われても、何をやっていいのやら…」と戸惑いました。それまでは「行動を抑える」ということが日常化していましたから。

そこから先は、まさに一つ一つが挑戦の連続でした。ウソのような話ですが、まず普通に走れるようになるにはどう動いたらいいのか、というところから始めたのです。

案ずるより産むが易しという諺がありますが、私の場合は、体の動きを頭で思い描いたからといって、それまで経験したことのない動きをサクサクと流暢にこなすことはできませんでした。走るも跳ぶもギクシャク・ギクシャク、しばらくは動く度に、なんでこんなにできないんだろうと自己嫌悪でいっぱいになることの繰り返しでした。

そして早く、「みんなと同じようになりたい」と願っていました。

ただ、運動解禁と同時に日本舞踊はスパッとやめました。「ここまで続けてきたのにもったいない」とずいぶん惜しまれましたし、自分でも踊りは好きだったのですが、日本の伝統芸能ですから中途半端はいけない。これからもし続けるのなら、それで身を立てるというぐらいの意気込みを持って臨むのが筋だろうという気持ちでした。

それに、日本舞踊では着物や帯以外にもたくさんの道具が必要です。私はどうせ自分を磨くのなら、モノに頼らずシンプルに、身体ひとつでやれることに挑んでみたかったのです。体力にはまったく自信がなかったので、「自分が無理なくできるスポーツは何だろう」と考えた末に選んだのは体操部でした。跳馬や段違い平行棒、マット運動や床運動にも挑戦しましたが、レオタード一枚で身体を伸び伸びと動かし、自分の持っているもので表現するのですから、私にはぴったりでした。

一方で、水泳も本格的に始めました。田舎の学校には常設クラブだけでなく、季節ごとに様々なクラブが設けられます。水泳は脚に負担がかからないので小学生の頃から楽しんではいたのですが、タイムトライアルをしてみたら、これがなかなかの速さだということが分かって、たちまち選手に抜擢されました。

結局、通年で体操部、夏は水泳部と、中学時代は二つのクラブ活動を続けました。

そして中学卒業というときになって、私は思わぬご褒美をいただいたのです。

その日の全校集会で、私はいつものように隣の子とおしゃべりをしていました。そのうちに私の名前が呼ばれていることに気づいた同級生たちが、横から前から、合図を送ってきました。何事かと檀上を見ると、野球部のピッチャーをやっていた体格の良い男子が照れ笑いしています。このとき呼ばれていた女子の名前が「たかがいえみこ」でした。

現実に起こったミラクルを、すぐには信じられません。何しろ健康優良児の表彰状を与えられたのは、つい三年前まで運動会を見学していた児童なのですから。舞台に上がったときの私は、それこそギクシャク・ギクシャクしていました。他にこの賞を受けるべき人がいたのではないか、本当に私で良いのだろうかと、むしろ戸惑う気持ちの方が強かったことを覚えています。

今から思うとあの表彰状は、やれば結果はでる、夢や希望を持って頑張ればかなえられる、ということの証でもありました。初めからできないと決め込んで、今できることを一生懸命にやらなければ、何も実現はしないし、実現させようとする勇気も湧いてこない。だから、できることをできる限りやってみよう！ 結果はついてくるものだ、ということが分かった瞬間でした。

小さな頃から呪文のように繰り返してきた願い。みんなと同じように走れるようになりたい、一緒に運動できるようになりたい、その気持ちをしっかり支えるように、「健康」のお墨付きが与えられたのです。

思春期にいただいた思いもかけないご褒美は、表彰状だけでなく、小さな自信と大きな勇気をプレゼントしてくれました。

十二歳なりの人生設計

十二歳になった年のお正月のことです。神棚にお餅を上げるときに、父から「昔なら元服の年だ」と言われました。

「お前は自分の人生をどう考えているんだ？　親がどれだけ子を大事に思って、一生懸命に守ってあげたいと思っても、大人になって死ぬまでずっとそばで見ていられるわけじゃない。人間は一人で生まれて一人で死ぬのだから。俺は親として『この子はもう大丈夫だ。生きていける』と思えるようなところまで見届けられたなら、それで本望だと思っている。元服と言えば、世が世なら人生を決める年なのだから、お前もこの一年をかけて、自分が将来どう生きていきたいかを考えてごらん」

当時は戦後からすでに三十年が経過していましたが、父にはいろんな思いがあったのだと思います。

もはや、昔の栄華とか家の格式で生きていける時代ではない。持っていた田畑も土地も今はなく、家族で細々と生きる時代。戦争ですべてを失い、そこから新しい社会を創ってきた一人として「人は自らその人生を、どう組み立てて生きていくのかを必死で考えなければダメなのだ」ということを、実感として分かっていたのでしょう。

そして、これから先がどんな時代になっていくのかは分からないけれど、我が子には、一人の人間として、自分の人生を大切にして進んでいけるようになってほしいという気持ちだったのだと思います。

十二歳の私にはまったく現実味がなく、「今そんなことを言われても、一人前になるのはずいぶん先のことじゃないの？　すぐには自分の人生を決められない」とお手上げ状態だったのですが、父の言葉には深みがあって頭の芯に残りました。

ぼんやりとではありますが、「将来にわたる私の生き方か…。いずれは考えなきゃいけないんだろうな」という気持ちでその年を過ごしたことを覚えています。

生き方を決める仕事との出会い！

そんな中学二年生のある日曜日、祖母が額から血を流して部屋から出てきました。家族は代わる代わる「手当てするから見せて」と迫るのですが、祖母はタオルで傷を隠したまま「大丈夫」と言うばかり。聞くと、明け方トイレに起きたときにつまづいて転んだとのことでした。

顔は浅いところに血管がありますから、怪我をするとすごい勢いで血が流れるものです。しかも、頭を打っているのですから気が気ではありません。何とか祖母を説得して、近所の外科医院に連れて行ったところ、今度は玄関先で「院長が学会へ出かけているから今日は診療できない」と言われてしまいました。

他に行くあてても思い浮かばず途方に暮れていたところへ、看護師さんが「どんな具合か、ちょっと見てみましょう」と声をかけてくれました。そのときは恐らく、消毒して傷の具合を確認し、ガーゼをあててくれたのだと思います。この一言と簡単な処置が、私には衝撃でした。

突然の怪我に不安な思いを抱えていた私たち家族が心から安堵できた、それ自体がすごいことだと感じたのです。手当てを終え、スッキリと晴れやかな顔で出てきた祖母を見たときの、本当にほっとした気持ちは今でも忘れません。

看護師さんは、病気を治すとか痛みを取るということではなく、その人を大事に思っている人たちを、こういうふうに安心させる、ほっとさせる。「世の中には、人の気持ちをこんなにも楽にさせる仕事があったんだ！」と。

看護師は普段、目立って人前に出ることはありません。診察室では医師を中心に、一歩下がって控えているような存在です。どれだけ熱心にケアしても「自分が治した」とは言わないし、自分がしたことを強く主張することもありません。だから医療の受け手からすると、看護師がいったいどんな役割を果たしてくれるのか分からないとも言われます。

しかし看護師が、その人の必要としているお世話をすることによって、確実に救われる人がいる。弱っている心が強く励まされる。そういう仕事こそ、とても尊いと気づかされました。

生きる力が弱くなったときには、それをまた強く出来るようにお世話をしたり、生きる力のバランスが崩れたときには、その調子を整えるようお手伝いすることが看護の仕事です。

病気を病気と診断して治療する、つまり治すというのが医師の仕事だとするならば、看護師は、一人一人の生きる力を守り、それを助け、支え、そして癒すのが仕事なのです。病気を治す医師と、病人を癒す看護師。どちらがなくても困る、医療のパートナーです。

もちろん、医療の最善を尽くしても治る力が万全とは限りませんから、もう治らない、治す手だても科学的にない、というときには、その方がその方らしく生き終えるまでを支え、その人生を安らかに看取っていくお手伝いもしなければなりません。そうなると、むしろお世話をする看護の手がたくさん必要となります。フットワーク軽く、行き届いたサービスができる。それが医師とは違う、看護の仕事の守備範囲の広さです。

これからの社会にとっても、生きる力を助ける専門職は一人でも多いほうがよいし、ますます必要になってくるはず。

そんなことを考えているうちに、心が静かに決まってきました。

私はどう生きたいのか。

「ああ、自分は守られている、大丈夫だ」と思えるような社会づくりに貢献したい。

それをどうやってかなえるのか、現実的な手段についてはこれからでしたが、「人の生命力を守る専門職、看護のプロになりたい」という思いは、私の中で確実に育ち始めたのです。

急げ！　時間がない！

十二、三歳という年頃は、誰でも特有の葛藤を抱える年代ですから、思春期ならではの強い思い込みや焦燥感が、結論を急がせる結果につながったのかもしれません。しかしこのような出来事を経て、自分なりに納得した人生の選択だったことは確かです。

もし途中で他のことに興味を持ったら、途中で嫌になったら、そしてそれが本心ならば、そのときは道を変えればいいのです。今心に決めたことを実行もしないで、後で後悔するような恥ずかしい生き方はしたくない、そういう思春期ならではの逞しさもありました。

それでは、どうしたらそのスタート地点に立てるのか？　一日も早く技術を身につけ、最短距離でその仕事につけるようになるにはどうしたらいいのか。次にはもう、そんなことを考えていました。

調べてみると、地元の古川女子高校には衛生看護科があることが分かりました。一学年十クラスのうち九クラスは普通科で、残り一クラスが衛生看護科でした。そこに進学すれば、卒業時には准看護師の資格試験を受けることができる。そして次の進学コースは二年で終えられる。つまり、最短で看護師になれるのです。

看護師の資格を取得するルートはいくつかありますが、高校を卒業した後に看護師学校養成所などで三年以上学ぶというのが一般的です。自分なりに探したこの進路だと、良妻賢母を輩出するという誉れ高い地元の女子高で学び、何より希望にかなう道へと一直線に進むことができる。私は「これにする！」と進路を決め、進路指導の先生にもそう宣言しました。

ところが親も教師も、その選択には思わぬ反応を示しました。反対とは言わないまでも「君ならもっと他にいくらでも入れる高校がある」というわけです。

大人たちは、すっかり元気になった私の姿を見て、その適性に進ませたいと思っていたようで、学校では「教師向きだし、スポーツも得意なのだから体育の先生になるべきだ」というアドバイスをもらいました。

幸いだったのは、誰も私の選択を頭ごなしに否定しなかったことです。看護という尊い職業に進みたい気持ちは分かった。しかしそれは高校受験の段階で絞り込まなくてもよい。大学に進学する時点で決めればいいのだ、と諭されました。

しかしそこは、子供とは言え自分の生き方にかかわることですから、容易に説得に応じるわけにはいきません。一寸の虫にも五分の魂です。人の気持ちなんて時に従い移ろうものですが、一度思いこむと何が何でもやってみたいと熱くなるのが青春です。先のことは分かりませんし、誰かが人生の行く先を保証してくれるわけでもありません。だからもし、十八歳になったときに気が変わっていたらどうするのか、という仮定の話には、迎合できませんでした。

今自分のやりたいことがあるのに、理屈をつけてそれを先延ばしにして、迷う時間を費やすのには我慢がなりませんでした。急いで知識を吸収して、一日も早く仕事の第一線に就いて、そして生涯をかけて納得のいく生活ができるようになりたかったのです。

ふり返ると、かなり青臭い姿が浮かんできますが、そのころはまるで何かに追い立てられるように、なぜか気がせいて、とにかくすごく急いでいました。何しろ、もしダメなら自分の責任で、別の道をみつけてやり直しをしなければいけないのですから、少しでも早く始めないと時間が足りない。「ぼんやりしている暇はないのだ！」という気迫にあふれた児童は、大人にとってかなり扱いにくい存在だったかもしれません。

結局、私が看護と出合うためにはいくつかのスペシャルな生育環境があり、なおかつ家庭や学校での様々な出来事が折り重なって、かなり早くから、将来への希望を現実的に固められるように導かれていたと言えます。

ここから看護師への夢がいよいよ実現に向かって動き出したのですが、入学してまもなく、私は小さな壁にぶつかってしまいました。

第二章

看護職への思い
～卵からプロへ～

【'79　戴帽式　目標に向かって進む】
自覚と責任のめばえを感じる頃。
新しい挑戦が始まりました。

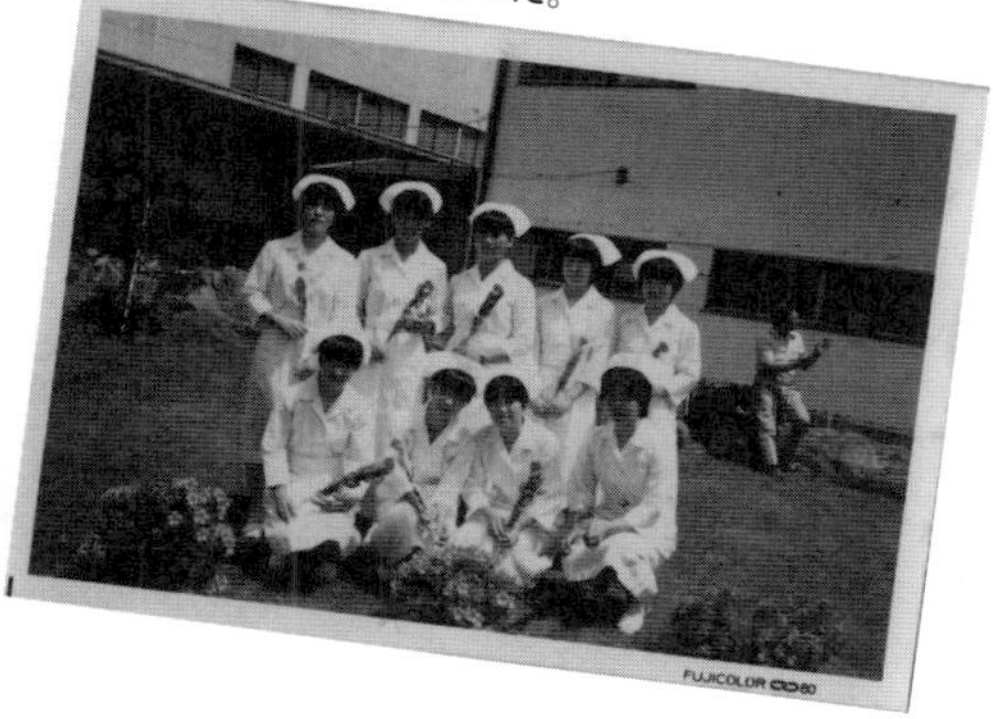

看護学生時代　～志と現実のはざまで～

高校の衛生看護科で最初に感じたのは、この時点で職業人の育成を始めるのが本当にいいのかな、という疑問でした。

クラスメイトは、必ずしも看護職が尊い仕事であるという意識を持っている人ばかりではありませんでした。「手に職をつけることができる」「嫁入り道具になる」「親に言われた」など、その志望動機はさまざまです。

これが現実だとすると、看護の崇高さと仕事の現実との間にあるギャップを埋めて、本当に望まれる仕事、誰もが憧れる仕事、皆に誇れる仕事として理解してもらえるような、社会全体の認識までも変えていくような動き方をしていかなければいけない。大変なことになってしまった。しかしこの道を選んだ以上は、少しでもそうなっていくように、頑張らなければいけないという気持ちにもなりました。純粋な使命感に燃えていたわけです。

でも、高校生のときには理解が及ばなかったけれど、就職してしばらく経った頃にようやく分かったこともありました。それは、同じ道を目指すにしても、いろんな価値観の人がいていいのだということです。

一つのことでも人によってはいろんな見方があるということを、思春期のまっすぐな心はなかなか理解できませんでした。「免許は嫁入り道具、何の資格も残らない普通科に行くよりマシ」と聞くと、どんより暗い気持ちになったものでしたが、今では「そういう考え方もあるね」と、すんなり思えるようになりました。

きっかけが「手に職」だろうが「嫁入り道具」だろうが、ライセンスを取れば自分の将来につなげられるという希望を、クラスのみんなが持っていたのは確かです。どんな道でも、中に入ってみればそれなりの厳しさが待っているのだから、とにかくそこで頑張ろうという意思を持つことが大事なのであって、そこに至る経緯や各々の持つ価値観は違って当然なのです。

なぜ今それを強調するかと言えば、様々な場面で「もう続けられない」「早くこんな仕事から離れたい」、そう言っていた仲間たちが、いまも第一線で看護職としてバリバリ活躍していることを知る機会が増えてきたからです。

辞めたくなる誘惑は、高校の同級生のみならず、短大や大学の同級生にも、そして就職先の同僚にも、じわりじわりと忍び寄ってきていました。ところが、学会や講演会など出かけて行った先で「久しぶり！　あいかわらずだね」とニコニコ顔で声をかけてくれるのは、案外ずいぶん前に「二度と会うこともないと思う」と去って行ったはずの仲間たちだったりします。実に不思議なことですが、再会のときにはみな看護で立つことが当たり前というプロの顔になっているのです。そうした一人ひとりに出会うとき、私はいつもジーンと涙腺が緩んでしまいます。

このことは結局、プロになることの険しさを表しているのでしょう。ライセンスを取るというのはそんなに容易なことではありませんから、本当にその気のない人はゴールにたどり着けません。だからこそ、免許を取ったのちは、しっかりそれを活かして伸びていこうという自覚が培われていくのだと思います。初めて訪れる土地で、何年ぶり何十年ぶりに懐かしい笑顔に会う度に、私はこの仕事と出合ったお陰で、たくさんのすばらしい仲間を得ることができたとうれしくなります。そして、自分もやるぞ、という気持ちになるのです。

高校のクラスメイトだって、いろんなきっかけで進路を決め、途中にはいろんな葛藤や迷いがあったはずなのだけど、詰まるところ、ぼちぼち満足できる選択だったと思っている人がほとんどです。

きっと看護の仕事に従事することで、その人なりの「やりがい」を感じる機会を重ねていって、やがて少しずつ「いきがい」も実感できるようになって、そうして看護職を続けているのです。それ自体に魅力が感じられる仕事というのは、世間広しといえども、そうそうたやすく見つけられるものではありません。

（こうして、高校生の頃に感じていた「志」に対する私の違和感は、何十年も経ってから、若さゆえの取り越し苦労だったと証明された形になりました）

実習先で感じたギャップ

看護職がおかれている現実の厳しさに初めて触れたのも、衛生看護科時代でした。

それは臨床実習に行ったとき、入院している方々から十把一からげに「看護婦さん」と総称されることでした。患者さんとご家族は、医師を○○先生と個人名に敬称で呼び、病気や治療についての説明を聞きに行きます。しかし看護職には、「点滴がなくなった」「廊下がぬれている」など困ったことを知らせるだけです。これは未熟な看護学生が実際の病棟にほんの短い時間、足を踏み入れたときの感触にすぎないのですが、そのとき私が感じたのは、医療を受ける方々にとって、医療を提供する専門家は、あくまで医師だけなのだという印象でした。

三百六十五日、二十四時間切れ目なく、病棟で療養なさっている方々と接しているのは看護職です。顔と顔の見える関係で療養を支えているパートナーなのに、「白衣とキャップが看護職」という一括りのイメージでまとめられている現実は、かなりショックでした。もっともその頃の病棟には、今よりずっと少ない看護職しかいませんでしたし、受け持ち制も普及していませんでした。ですから勤務帯ごとにくるくる変わるスタッフの名前を、覚える方が難しいという事情もあったのでしょう。しかし私は、例えば看護担当の「たかがい」という存在で仕事をするのでなければおかしいと思いました。

「個人として認めてもらえなければ、看護のプロとしてパートナーシップを結んで仕事をしているとは言えない。看護の仕事は生きる力を守ること。だから患者さんともお互いの信頼関係を結ぶことができ、そして二人三脚の体制が組めるようになればいいのに」

そんなジレンマにも似た思いを抱きながら、実習を行っていました。

このように実際に歩きだしてみると、外から思い描いていたことと現実には大きなギャップがありました。そして多くの同級生や先輩たちも、それぞれの悩みや疑問を持ちながら精一杯歩んできたに違いありません。

しかし、社会の大きな枠組みの中で時間をかけて培われてきた環境が、小さなひと声で劇的に変わるはずもありません。物事をスムーズに変革してゆく力がなかったり、認識を変えるための有効な説得材料を持っていなかったり、さまざまな事情があって、医療という同じ現場にいながらも、それを変えていくパワーを発揮するには、まだまだ時間と経験とが必要でした。

そして現実の困難を乗り越え、看護がうまく機能できる環境を整えていくためには、看護職としての実践力を身につけることが何よりも重要だと感じるようになりました。

青春のエネルギーで駆け抜けた短大時代

看護の実践力とは、その仕事をこなすための十分な知識と説得力があって、状態を的確に判断し適切に対処できる、専門的な技術力といったものを総称しています。「上手に注射を打つことができます」などという単純な行為をさすのではありません。

そのために必要なのは、充分な教養を身につけることでした。私はここでようやく、親や教師の言っていた、十分な教育を受けてからで良いということが理解できました。

そこで実習から戻ったとき、私はこれから先、どういうコースを選ぶことができるのかと、さっそく担任の先生に聞いてみました。質問はずばり「日本の短大の中で、いちばんいい看護の教育をしているところを教えてください」です。まだ看護系大学が全国に四校しかなく、短大の数も限られていた頃です。

高校の衛生看護科の卒業生は、ほぼ全員が二年課程の看護師学校養成所に進学します。しかしいずれ大学へ進むことを視野に入れると、その前に短大を卒業しておくことが必要でした。このときの相談で先生が勧めてくれたのは一校だけ、さらにその時点で短大の進学コースからの編入を受け入れている大学は全国でわずか二校とのことでした。

(一番いい学校と聞いた生徒に一つだけ目標を与えるなんて、とても素敵な先生だと思いませんか。私はこのように粋な判断をして下さった先生を、とても尊敬しています)

目標が決まったからには、そこへ進むために必要なことを淡々とこなせばいい。私はそれからの三年間、実に楽な気持ちで勉強に、水泳部の活動に、地域のボランティアに、果ては地元の社会人たちが組織したバンド活動にまで、思う存分エネルギーを発散させることができました。

高校を卒業すると同時に准看護師の資格を取得しましたから、短大生の私はもう、スタッフの一人として臨床の現場に出ることができました。看護は実践の科学ですから、机にかじりついていただけでは技術を磨くことができません。特別の用事がない限り、土日は契約した病院の外科病棟で働かせていただきました。空いた日には他の診療所でバイト、それでも空きがあったら趣味を生かしてスイミングスクールやジャズダンス教室でインストラクターをするという具合。

このようなハードな暮らしは使命感に燃えていたからできたわけではないし、働くことがとびきり好きだったからでもありません。単純に、十八歳からの勉強は自分のためにすることだから、できるところまで自分の力を試してみたかったのです。

時が過ぎて冷静に振り返ると、若いということはそれだけで無限のパワーを発揮するものなのだと分かるのですが、そのときはただ夢中でした。たまには息抜きで夜中にバナナ入りのジャンボ・チョコ・パフェ（！）を食べに行ったりしながらも、とにかく全力で可能性だけを信じて頑張っていたようなものです。

もちろん今でも、看護への情熱は変わりませんが、少しでも早く一人前になりたいと願って突き進むエネルギーにはとても勢いがあって、あの頃ならではだったと思います。

進路の壁から保健師へ

短大から大学へ、私はストレートで編入することを志望していたのですが、試験審査の最終段階で「この学生は一年足りない、三年間の基礎教育を終えた者を合格させるべき」とされ、不合格の通知をいただきました。

最短距離を選んだことが裏目に出て、私は二十歳で挫折したのです。過ぎた時間を取り戻すことはできませんし、これまでの選択を後悔してもいませんでした（正確には後悔したくなかったのです）が、私はここで、医療界では、進学コースの卒業者が「一年足りない看護師」と認識されることを知りました。

そこで、足りない一年は専攻科で学びながら考え直そう、直線コースだけが道ではない、などと自分を慰めながら、保健師の勉強を始めることになりました。これは私らしくない、いわば不純な動機だったわけですから、その後の一年は気の抜けた顔をしていたような気がします。主任教授は、「高等教育の中では社会勉強をするのも大事なことよ」とやさしく励ましてくださいましたが、内心「この学生はいったいどこへ飛んでいくのやら…」と心配だったのではないでしょうか。

こうして肩の力を抜いた学生生活を過ごしているうちに、臨床に出たい気持ちが一層強くなりました。ですから、次の行動は実践力を身につけてから考えることにしようと決め、かねて契約していた急性期病院へ正式に就職したのです。

正規スタッフになった後の配置先は、外科病棟。そこで出会うのは、ほとんどががん治療のために入院している方々でした。その病院は、初めに外科で診た方は、再発し手術を繰り返してターミナルステージに至った場合でも、最後まで同じ病棟でお世話するという方針で運営されていました。

ここで最も辛かったのは、痛みのコントロールがうまくできないことです。その頃は、今のような麻酔の使い方が浸透しておらず、ぎりぎりまで痛みを我慢していただいて、それがこらえ切れないほどの強さになってから、やっと痛み止めを打っていました。これは依存症にならないための予防策だったのですが、手術直後ならまだしも、いのちの残り時間の少なくなった方がその大切な時間を痛みをこらえながら過ごさなければならないという現実には、医療者の非力を強烈に感じさせられました。がんの末期は痛みとの闘いですから、まさに壮絶な姿を目の当たりにする日常です。

また、当時は「がんは告知しない」という時代でもありました。私たちも隠し通して接するのです。自分の本当の病名も知らされず痛みに耐えている様子を見ていると、果たしてこれが看護の臨床といえるのだろうか、プロの仕事といえるのだろうかと、自問自答を繰り返すことにもなります。そうして日々「迷い」は大きくなっていきました。

ちょうどその頃、父から「保健師の免許を持ちながら病院に勤務しているというのは、その力を発揮していないのと同じだ、地域保健に携わって保健師活動の醍醐味を味わわないというのはどういうつもりなのか」と質問されました。そのときに仕事の醍醐味という言葉が、私の心にまっすぐ飛びこんできたのです。

私からすると、地域保健の仕事を知らないはずの父からそれほどまでに言われるのは、ちょっと穏やかではありません。それならやってみようじゃないか。向かないと分かれば考え直すこともできるけれど、やりもしないで理屈をこねていても仕方がない。とにかく行動あるのみ！

（…今思えば、さすがに親は子供の操縦法を心得ているようです）

宮城県の公務員採用試験を受け、翌年の四月から、私は保健所の保健師になりました。地域の現場では、これ以上ないほどのたくさんの経験をさせていただいたと思っています。今の私が「専門領域は地域保健です」と言えるのは、保健師の資格を有するからですし、あの時に「仕事の醍醐味」という言葉で父からうまくくすぐられたからなのです。私は文字通り、地域の保健活動を通して、看護の醍醐味を味わうこととなりました。

第三章

看護の現場で育つ

～臨床と地域保健～

【'83　急性期医療からのスタート】
実践を通してベッドサイド・ケアの
意味が分かるようになっていきます。

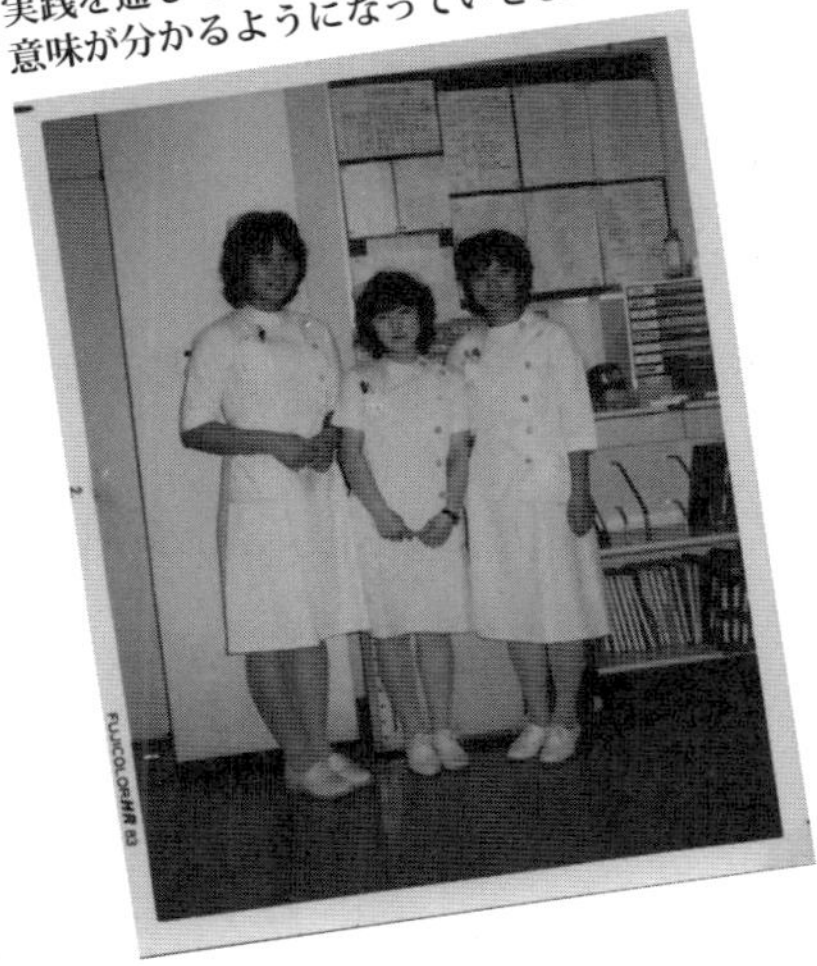

ターミナル・ケアの人々

ターミナル・ケアというのは終末期のケアですが、私が外科病棟で勤務している頃に、そんな患者さんに関する印象的な出来事がいくつかありました。

ある晩、私が夜勤のときのことです。看護職は夜でも病院中を動きまわっているものので、そのときに靴音を立てないで移動するのも常識のひとつです。廊下の奥の特別室で用事を済ませて、部屋から出たときでした。ナースステーションの方から手すりに掴まりながら歩いてくる人が一人、さらに反対側には目の前の部屋から廊下に出てきた人が、同様に手すりに掴まって歩いていました。消灯後の廊下はほの暗いフットライトしか灯っていませんから、二人とも私の姿には気づいていなかったかもしれません。

二人はすれ違いざま、短く言葉を交わしました。一人が「まだ生きてるのね」と声をかけ、相手を見つめました。するともう片方の人は「うん、まだ生きてるの」と答えて静かに通り過ぎ、そのまま部屋に入っていったのです。

どちらもがんの終末期で、小さなお子さんのいる若いお母さんでした。開腹したけれど手の施しようがなくてそのまま閉じた、という病状で治る見込みはありません。もう二十年以上も前のことですから、まだホスピスの制度もなく、せめて慣れ親しんだスタッフの居るところで最後まで過ごしていただきましょう、という医療機関が多かった頃です。

入退院を繰り返していればお互いに何となく病気のことも分かっているけれど、告知をしないのですから、医療者と患者だけでなく、ご本人と家族もお互いに辛い関係を続けていました。

家族は陰で泣き、ようやくこらえて病室に入ると作り笑顔をみせる。ご本人はとうに感づいているのだけれど、素知らぬふりで当たり障りのない会話をするなどというシーンが、がん患者の日常のモチーフとしてテレビドラマの描写に使われていたような時代です。

触れてはいけないタブーだから、誰もそのことは口にしない。だから奥歯にものがはさまったような会話になり、お互い疑心暗鬼にもなり、フラストレーションも溜まります。最も身近な家族が、思いやりのあまりに素直な心の触れ合いを抑制するというのは、ひどく不健康なことです。

しかし恐らく患者さん自身も、自分が知っているということを家族に言ってしまうと、気持ちがぐらついてしまうのではないか、家族がせっかく堪えているのにそれを崩してしまうことになるのではないかと思うと、正直に気持ちを表現することを躊躇してしまうのです。もし口に出してしまったら、その勢いで、嘘をつき通そうとする家族を責めてしまうかもしれないし、無念さをストレートにぶつけて困らせるかもしれない。また「あなたが今いなくなってしまったらどうするのよ」と詰め寄られても、その深い悲しみを受け止められる自信はない。

今でこそ「がんは早期発見で克服できる」という考え方が浸透しましたが、ほんの少し前まで「がんは不治の病だ」という強い固定観念がありました。ですから一般にはその名称を聞くだけで、絶望感に打ちひしがれる状態だったのです。それなら本人には知らせないほうがよいのだという日本独特の「告知しない」環境の中で、ご本人も家族も医療者も、それぞれ辛いポジションを必死で守ろうとしていました。

このような医療の現場でしたが、夜の廊下で交わされた会話には、本音が滲み出ていると感じました。

ルールだからとがんを告知せずにいる、それは患者さんを傷つけないためというけれど、この距離感を保ちながら療養を続けるのは、彼女たちに非情な負担をかけているに違いないと思ったのです。

病院は治療の場ですから、本当はそこで体も心も癒されなければならないはずです。自分が今どんな心境で、何が辛いとか、どうにもならない葛藤みたいなものを、安心してさらけだせて、話すことで気持ちが楽になれる環境が必要なのに。

そういうケアが保障されていれば、もっと違う家族との付き合い方や、もっと違った病気との向き合い方や、さらには自分なりの人生の楽しみ方が、できるはずです。

何しろそのときは「今の医療はそういうふうにはなっていないなぁ。これではよくないなぁ」ともどかしく思うと同時に、「看護って、こういうものではないんじゃないの？」という思いがわだかまっていました。それだけに、短い言葉を交わしただけですべてを分かりあった二人のすれ違うシーンは、強烈な印象を残したのだと思います。あの夜の、生と死がゆるやかに隣り合った人たちの穏やかな声は、いつまでも私の耳に残りました。

最期の時に立ち会って

こうして緩やかな時間を過ごし、いよいよ生き終える瞬間を迎えると、人は尊厳のある表情になってきます。

ある日ナースステーション前の個室に、血圧が五十台にまで下がり、すでにあえぐような下顎呼吸となっている方が、まさに死の瞬間に臨んでいました。夕食時で病棟には面会のご家族があふれ、一日で一番賑やかな時間帯です。「点滴を見てください」と呼ばれて入ったその部屋は、小さなベッドライトだけが灯され、重苦しい静寂に包まれていました。

この時間帯、病棟スタッフの何人かは手術室から戻ったばかりの患者さんたちのバイタルチェック（血圧や心拍数などの計測）、麻酔からの覚醒状況と痛みの確認、手術中に血液や体液を排出するために挿入されたドレーン類（ゴムの管）からの浸出液や出血状況の確認などなど、術後の集中的な看護ケアのためにつきっきりとなっています。

臨死期の個室には、この気ぜわしさをまとって入ることはできません。これとは異なる緊張感が必要なのです。私はドアの前でいったん立ち止まってから、中に入りました。悲しみに満ちたその室内は、ドアの向こうよりもずいぶん温度が低いように感じられました。こうしたとき看護職は、点滴の調整だけで部屋を離れることはありません。この方が今どういう状態であるかを必ず確認します。

まず顔を見て、それから全体を見ていきます。手足に触れて肌の感触や温かさも確かめます。彼女には、もう本当に最後のときが迫っていました。意識はなく、枯れ枝のように細くなった腕も指も、もはや何の反応も示しません。ところがお腹だけは、今にもはちきれそうに腫れあがっています。腹水と胸水が細胞の隙間いっぱいに詰まっているのです。

私は自分の手が冷たくないか確認してから、皮膚を傷つけないように着物の中に手を入れました。そして静かになでながら、「こんなになって、苦しいねぇ。ここまで、よく頑張ったねぇ」と呟いてしまいました。これがなくなったらどんなに軽くなるだろうと思い、そして、もう少しで楽になれるから、と言ってあげたかったのです。自分ではこのことを、プロとしてのスマートさに欠けていたのではなかったかと反省していました。

ところがこの方が死亡退院して半月も過ぎた頃でしょうか。ご遺族が訪れ、私に伝言を残してくださったことを同僚から聞きました。

あの晩、ナースコールを押したのは、この方の妹さんでした。薄明かりの中に、一人で座っていらしたのですが、さぞ心細かったことでしょう。点滴を見にきた看護師が、もう意識のなくなった姉に触れて労いの言葉をかけたこと、そのあとに交わした少しの会話で、ずいぶん自分の気持ちが軽くなったことを伝えに来てくださったのです。

病や障害があっても家族にとってはかけがえのない一人、この方にとっては大切なお姉さんです。日ごろの看護では、そうした当たり前の感覚を思いやることがどんなに大切なのか気付かされました。

保健師の醍醐味　～患者会・家族会の人々と共に～

地域保健の分野で私が最初に配属されたのは保健所の支所で、赤ちゃんからお年寄りまでの対人サービスをする部署でした。管内人口は二郡六町でおよそ七万人、山間部の広いエリアを管轄していました。保健所の保健師はもっぱら地域の健康づくりをするのですが、なかでも患者会や家族会などの組織づくりというのはとても効果的な地域活動の手法です。

私はそこで、脳卒中後遺症、糖尿病ハイリスク、精神障害、認知症、虐待などの疾患や障害の方々とその家族の会を組織する活動に参加することができました。

精神障害と聞くと、どこかで誰かがかかっているのだろうけれど、自分や家族には関係がないことと思いがちです。しかし統合失調症だけを例にとって見ても、百～百二十人に一人は生涯のうちに発症する可能性があるとされていますから、決してまれな病ではありません。思春期から青年期にかけて発症する場合が多いので、社会人になる前に最初の入院を経験するという傾向があります。そして、精神科治療の難しさや病気に対する受け入れの問題もあり、入院期間は何年、ときには何十年にも及ぶことがよく知られています。今でこそ社会的入院という言葉が知られるようになりましたが、二十年前は、それこそ帰るに帰れず病院にとどまっている方々がたくさんいました。

例えば、十九歳の頃から何度かの入退院を繰り返し、ようやく病状が安定するまで十五年かかったとすると、もはや年齢は三十半ばとなります。親はすでに引退し、兄弟や友人は仕事を持ち、家族を養っています。そこへ、精神病院に入院していた叔父が帰ってくるわけです。ご本人にとってはそこから長い社会復帰のための時間が始まりますし、ご家族の新しい歴史も始まることになるのですから、受け入れ態勢をどう整えるか、状況に応じたきめ細かいセッティングが必要になります。

嫁いで十数年も過ぎてから夫の弟の存在を聞いた妻、初めて会う思春期の甥っ子・姪っ子、長く付き合いのなかったご近所や同級生たち。バス路線も電車の乗り方も、電話のかけ方も一昔前とは違っています。慣れ親しんだはずの我が家の周辺のこうした変化は、ご本人にとっての負担が大きく、地域での生活には常に緊張を強いられます。このような環境の中で、また長い時間をかけて社会復帰をしていくのです。

第一に自分の病気との折りあいをつけなければなりません。そして周囲の力を上手に借りて、自分なりの生活を組み立てていくことが必要になります。これはかなり勇気と辛抱がいることで、その前進力を支えるのが地域の保健師の仕事です。きれいごとではない、人の生き方そのものに関わる仕事です。

病む人のそばで「受け入れる」ことを知る

地域での生活を始めてから患者会に参加しようと思うまで、そこで自分のことを話せるようになるまでには何か月も、人によっては何年もかかります。そうなるためには、胸に詰まったたくさんの出来事を整理することが必要だからです。しかし整理するとは言っても、丁寧にたたんだ衣類を箪笥に並べるようにすっきりいくものではありません。

何がきっかけなのか自分でもうまく言えないのだけれど、昨日までずっと心の中にわだかまっていたものが、あるとき急にすっきり解消された、という経験は誰にでもあるのではないでしょうか。心の傷は時間をかけてゆっくりと癒されるもので、その過程を理路整然と語ることは難しいものです。

精神障害の克服過程もこれによく似ています。当たり前の生活を続ける中で、胸の奥にしこりとして残っていることや、頭にかかった靄のようなものが、自然に溶けだすように小さく薄くなっていって、次第に心が軽くなる、視界がすっきりしてくる。やがて気がついたときには、そう言えばあんなに辛かったときがあったのだな、と振り返ることができるようになっている。

患者会の活動では、あるとき急に、それまで自分から話をすることのなかったメンバーが、訥々と語り始めるという場面に出会うことがたびたびありました。

「俺が何度も再発したのは、調子が良くなったときに薬を中断したからだった。ずっと長い間、自分がこんな病気にかかるはずがないと思っていたんだ。だけど、病気の自分を自分自身が受け入れられなかったんだと気づいたら、薬を飲むことが当たり前になったし、体調の変化も分かるようになった。ここまで二十年近くもかかった。今悩んでいる人にはできるだけ、俺のような苦労はしてほしくない。どうすれば病気とうまく付き合えるか、俺が教えてあげたいんだ」

日常の仕事を通じてこうした声に接するとき、人間の逞しさ、生きることのすばらしさを感じます。これでいい、生きていくぞ！と思い至った人の言葉のなんと心強いことか。人の生きる力を信じることができるこの仕事、やはりやめられません。

私たちは、真剣に悩んでいるとき、問題の渦中にいるとき、その辛さを軽々しく口にはできないものです。それは、自らの中で整理できていないからです。そしてどうにも耐えがたい気持ちに陥ったとき、ようやくそれを声にします。ときにはそれが症状となって身体に出てくる場合もあります。これは、自分が弱いからでも負けたからでもありません。その危機を乗り越えるための自然な反応であり、それを克服するために必要なプロセスなのです。問題の深刻度に応じて、意識的に話すときと無意識の場合があるとは思いますが、これは一人で悩んでいても仕方がない、という段階までたどり着いたときにできることです。本能的な解決手段を見出したとき、と言い換えることもできるでしょう。

そこまで来れば出口は近い。もう直ぐトンネルを脱出できるはずです。

日常的な問題だけでなく、病や障害あるいは大切な人との死別という一層深刻な事態に陥ったときにも、同じようなプロセスをたどる傾向があります。最初はなぜ自分だけがなぜ今と、現実を受け入れることを拒否し、悲しみにくれ、周りがみな敵のように思えたりします。しかし多くの場合、人の気持ちはずっとそこにとどまったままではありません。

そして周囲の人は、その人の苦しみの時間を少しでも短くし、そして乗り越えた先には前よりも強くなれるように支えることができます。これはなにも、看護職だけの技とは限りません。例えば、家族や友人にしかできないサポートもあります。とくに、同じ病や障害を経験した者にしかわからない思いを理解し、支える力はとても強力です。

誰しも望んで病や障害になるわけではありません。しかし好むと好まざるとにかかわらず、私たちは様々なライフイベントに遭遇します。いまトンネルの中で悩んでいる方々には、少し前にその問題に直面して乗り越えた人が持っている問題解決のヒントが極めて有効です。

だからこそ患者会や家族会の活動は、地域の健康づくりに欠かせないのです。

保健師には健康づくりのプロとして、地域の中でどんなにたくさんの方と接したとしても、越えられない壁があります。

それはすべての事柄の当事者にはなれないということです。ですから、地域の中に住む一人ひとりが体験し身につけてきた生きる知恵や病気を克服する力を、地域の中にある健康づくりの力として、しっかり引き出すことも重要な仕事の一つです。

糖尿病にしても高血圧にしても、病にかかりたくない気持ちはみな一緒です。昨日まで元気にしていた人が突然倒れると、現実の自分自身を受け入れられない。麻痺が残って、杖を突いて、ようやく少しの距離を歩けるということを、これが今の自分だと受け止める気持ちが芽生えてくると、家族との打ち解けた会話も増えてきます。

孫の顔も見たくない、誰とも会いたくない、知り合いに声をかけられるのも嫌。そういう孤独な期間を早く脱出して、少しでも楽しく、自分らしく過ごせる時間を取り戻していただきたい。保健師はそのための「黒子」としても活躍しているのです。

被虐待児との出会いから

人間は自然界で生きるには極めて未熟な状態で産まれてきますから、すべてを養育者に任せて丁寧に育ててもらいます。その中で基本的な信頼感が芽生えて、愛されていることが分かると急速に脳が発達するようにできています。もともと持っている能力や個性が十分に発揮されるためには、それにふさわしい養育環境が必要です。

つい先日も、何年も監禁され続けた十代後半の女性を救出したところ、その知能はすでに三歳児程度のところまで後退していたことが報道されました。

子供にとって最も身近な親や家族から虐待を受けると、思うように脳が発達できなくなります。すると本来持っているはずの能力を発揮できないわけですが、この女性の場合は、一定の成長の後になっても脳が委縮してしまうことを如実にした、悲しい実例でした。

大人にとってはほんの小さな出来事でも、成長期の子供にとっては、途方もなく大きな意味を持っています。子供時代は身体だけでなく、神経を含む体内の細胞すべてが一気に成長・発達しているのですから、わずかな刺激も貴重な栄養源なのです。

保健所勤務を始めて間もなくのころ、他県の保健所から電話がありました。精神発達障害の三歳児と母親がそちらへ転出するので対応願いたいという内容で、障害手帳の申請中に引っ越ししたため、転入先で手続きをしなおすよう伝えてほしいとのことでした。

この子が被虐待児であることは、引越しの翌日、家庭訪問したときに気が付きました。ほとんどの乳幼児虐待は、その家庭の中で養育者によって行われています。多くの場合、子育てについて外部から介入されることを拒み、また表面的にはしっかり見えるものです。それに、例えご近所どうしのお付き合いがあったとしても、そうそう他所の家の中まで入りこむ機会は多くありませんから、それぞれの家庭内で起こっていることを正確に把握するのは難しいという特徴があります。

この子のお母さんとの初顔合わせのときは、子供のことを聞くと「今、お昼寝してるから」と言われ、玄関先で話が始まりました。しばらく立ち話をした後、「それなら今日はお母さんの体調とこれからの生活についてお話しましょう」ということで了解を得て、ようやく家の中に通していただきました。

まずは「慣れない土地で一人でお子さんを育てていくのには心配も多いでしょうが、

夜はちゃんと眠れていますか?」というような健康の話から、ゆっくり最初の面接です。

するると、離婚する前は夫の暴力で生傷が絶えず、後遺症のために今も子供を抱くことができないなど、お母さん自身にもこころと体の両方に問題のあることがわかってきました。また、夫が頸の座らないうちから赤ん坊を放り投げたり蹴飛ばしたりしたこと、自分の幼少期を振り返ってみても親から愛された記憶が薄く、子供にどう接していいのか分からないこと、収入がなく生活が行き詰まっていることなども話されました。

しばらくして、隣の部屋からドタバタ音がし始めました。ギェーッ、ギェーッと声も聞こえます。「起きたのかな? また今度と思ったけれど、今日会えそうですね」と水を向けてみたのですが、お母さんはそっけなく「ああ、しばらくしたら静かになりますから」と答えただけで、子供に会わせようとする気配はありません。そっと周囲を見回すと、ドアの上の方に鍵(!)が付いていました。さらに、お勝手口にも冷蔵庫のドアにも…。

まだ音が聞こえるので「トイレに行きたいのでは?」というと、お母さんは静かに立ち上がり、鍵をはずしてドアが動くようにしました。鍵のことには直接触れずに「建てつけが悪いの?」と聞いてみると、子供が何でもいじるしチョロチョロ動くから勝手にできないようにしているといいます。

「せっかく自然の豊かな田舎に来たのだから、お外で遊ぶと発散できるのでは」と問いかけると、「言葉が話せないから、今は文字を覚えることの方が大事」とのことでした。

そうして部屋から飛び出してきた子供は、恥ずかしがって親の後ろに隠れるでもなく、遠巻きに私を眺めてから、膝の上に乗ってピタッと抱きついてきたのですが、その小さな手はドラえもんのように丸く、しかも赤黒く腫れていました。

「お母さんはシモヤケになりやすい体質でしたか？」――子供の頃はね。でもいまは全然。

「お子さんの手はシモヤケみたいに見えるけど、違いますか？」――それは、言うことを聞かなかったときにチッとやるのよ。

子供がどんなに言うことを聞かなかったとしても、内出血で腫れあがるほど手をつねるというのは尋常ではありません。これは単に加減が分からないということではなく、日常生活の中で身体的な暴力を加えることが当たり前になっている状態です。

本来ならば、養育環境が適切でないために安心して育つことができないこの状況から、この子を一刻も早く保護しなければなりません。しかしその住まいは街中から三十分以上も離れたところにあって、集落そのものが小さく、地域での受け皿も限られていますので、すぐに親子が離れて過ごせるような時間も空間も確保することができません。

そして母親は、子供への愛着はあるのだけれど上手に接することができずにいるわけです。そこで当面は訪問頻度を多くし、なるべく一緒に子育てスキルを身につけることを優先するようにしました。

この子は、二度目の訪問から、私が車を降り玄関を開けたときに飛びついてくるようになりました。エンジンの音、ドアのしまる音、家に近づく足音、それらに耳をそばだてながら、今や遅しと扉が開くのを待っている幼児のかわいい姿が目に浮かぶでしょうか。きっと「この人は味方だ」と認識してくれたのでしょう。

一緒にいるときは、キャンディの包み紙の内側にある銀紙を細かくちぎる遊びが大好きでした。飽きることなく何度でも、銀紙を細く細くちぎるのです。その様子を見ていると、すぐれた指先の巧緻動作ができているし、集中力も抜群です。そこで、安心できる環境を用意して、そこからこの子の可能性を探っていくような付き合いが始まりました。

そのうちに近くの保育園をあたって保母さんを説得し、少しずつ周囲の環境づくりも進めます。最初はお友達との協調性もなく、トイレにも一人ではいけませんでしたが、徐々に落ち着きをみせ、子供同士でバス通園できるようにもなりました。やがて小学校に入学したときには、すっかり子育てに自信のついたお母さんが、笑顔いっぱいの記念写真を届けてくれました。二人三脚で奮闘して迎えた喜びの日、私もうれしさでいっぱいでした。

親と子の集い　～愛を学ぶ親たち～

こうした子育てに不慣れな親子や、子育てに工夫が必要な子と親の集うグループ活動を始めたのもこの頃でした。日本女性が平均して生涯に産む子供の数は減り続けており、今は子供たちのほとんどが大人の中で育ちます。成長過程で赤ちゃんや小さな子、少し年長の子供たちと触れ合いながら育っていく機会が乏しいまま、出産を迎えることも珍しくなくなりました。

乳児検診では赤ちゃんをバスケットに入れて近くに置いたまま、泣きだしても抱き上げないとか、赤ちゃんのにおいや声が嫌いで目を合わせることができないというお母さんがいます。こうした光景は、都会でも田舎でも同じようにみられます。子供は自分の都合で泣いたりむずかったり、新米ママの思うとおりになってくれないものですから、みんな純粋にどう接してよいのか分からなくなることがしょっちゅうあるのです。

もちろん子どもができた後でも、困った時にその都度どうすればいいのかを周りから教えてもらえばいいのです。しかし、核家族化が進み、よその家庭のことには口出ししないというご近所づきあいが当たり前になってくると、自然と、子育ての知恵を授かる機会も少なくなってきます。

子育てで手いっぱいのお母さんたちはこうして、地域の中で孤立した毎日になることも多いのです。

男親の育児参加とか、地域の子育てネットワークといったことがまだ話題に上らない頃のことです。そこで同じように子育ての不器用な人たちが近くに住んでいるのだから、親子で集って顔見知りになってもらうことから始めよう、というアイディアが出てきました。家の中では一対一ですが、保健所に来れば複数対複数の少し緩やかな関係の中に身を置いて、子育て法を習得する余裕がでてきます。ひとくちに不器用と言っても、お母さんにも子供にも、それぞれ個性がありますから、お互いの良さや、我が子の隠れた才能に気付くこともとても大事です。

経験豊富な保育士さんや休職中の管理栄養士さんにも協力を呼び掛けて、特別講師になっていただきました。そこでは子供との遊び方や距離感の取り方も学べるよう工夫したのです。このグループ活動の中で、子供は親と一緒に、無理なく子供集団へ馴染めるようになっていきますから、いずれ幼稚園や小学校に上がるための土壌づくりにもなります。いうならば、親と子が共に育つような遊びの場を用意したのです。

夢を与えるサポート

私たち看護職の仕事は、社会保障サービスを実現する仕事と言い換えることもできるのですが、社会保障とは、病気や障害その他の生活上の困窮に対し、国家や社会が負担して生活を安定させていく仕組みのことです。保健所での保健活動も、公衆衛生という社会保障の一分野です。例えばここで「患者会を組織します」といっても、公のサービスである以上は、その必要性や期待される成果が認められ、事業運営にかかる予算を確保することが前提となります。その点で、私は職場にも恵まれていました。

この保健所支所のトップは県下でも有名な熱血保健師さんでした。そして私が何か考えこんでいると決まってこういうのでした。

「何かやりたいって顔に書いてある。迷ってないで堂々とやってごらんなさい。失敗しても、あんたの尻拭いぐらい幾らでもするから大丈夫」

企画書を書くと、次々にアドバイスをくれます。実際、集う場所があって、安全に活動できればよいのですから、余分な経費はほとんどかかりません。まずは必要性が明らかで、効果が期待できること、事業としての組み立てができていることが必要なのです。

「褒めて伸ばす」とよく言われますが、これは子育て中にだけ通用する言葉ではありません。いくつになっても褒められるのはうれしいものです。褒め方にもいろいろあります。

「よくやった」「頑張った」という言葉だけでなく、頭をなでるなどのボディランゲージも有効です。特別手当や特別休暇、次はこれだね、と新たな課題を与える場合もあるでしょう。

いずれにしても、お互いに信頼し合う落ち着いた愛着関係があると、その効果は一層高まります。「まだできないの？　あなたは時間がかかるわね」と言われるより、「じっくり考えるのがあなたのいいところだから、出来上がりを楽しみに待ってるのよ」と言われた方が、やる気も倍増するはずです。それに、心地いい体験は、次にその人の身になって蓄えられ、他の人にも伝わっていくものです。

小さな大改造・保健所開放計画

私が勤務していた支所は、少し前まで独立した保健所として機能していたところでした。保健所の仕事は大きく対物サービスと対人サービスにわかれています。対物というのは温泉や風俗、食品衛生、理美容などの衛生管理、狂犬病予防注射など住民の保健衛生とは直接かかわらない領域の公衆衛生を指します。

それが機構改革のために縮小され対人サービス部門だけを残した支所となった後も、同じ建物をそのまま使って業務をしていましたので、二階建てビルの中にある診察室、所長室、検査室、調理室はがらんと空いたままでした。

地域のグループ活動をしていますと、保健所を訪れる方の数も日に日に多くなるわけですが、しばらくすると、その方々が気軽に集える空間がほしくなりました。また保健師は、ほとんど毎日のように地域に出てお宅を回っていますから、事務室を使用するのは朝夕の打ち合わせや記録のときだけです。だったらむしろ、二階の一番小さな部屋を事務室にして、一階は全部リハビリルームにしよう、というアイディアが出てきました。

事務の主幹さんは早速メジャーを持って、室内に職員みんなの机を入れることができるのか、測量開始。職員の居なくなった一階の床は、転んでもけがをしない加工を施し、壁には全身を映す鏡と伝い歩きができる手すりをつけましょう。冬でも軽装で体を動かすことができるような暖房設備を整えましょう。さてその予算はどのように獲得してこようかと、支所をあげての大作戦でした。

そうして完成したリハビリルームは、窓が大きく、通りからもよく見えます。患者会の仲間だけでなく、散歩のついでに立ち寄る高齢者も出てきました。いざ会合となると、県内外の患者会からも参加を希望する方がありました。地元の新聞記者さんも取材に訪れる機会が増えましたたし、保健福祉に関心のある町会議員さんも、ひょっこり顔を出しに来ます。地域に開かれた支所になる、住民が集える場になる、そうした熱意が人を呼ぶようになったのかもしれません。

地域で療養する方々のなかには、自分の部屋から外へ出る機会が全くないという方もいます。家のほかに行き場がない暮らしを長くしていますと、周囲への関心も乏しくなりますし、人と接するのがおっくうになってきます。一日にほんの短い時間でも決まった行き先を持つようになると、日々の暮らしにもリズムが生まれ、緊張感や張り合いが出てきます。

それにこの場合は、ちょっと役所に出かけるのだから後ろめたさを感じることもありません。最初は数日おき、短時間ずつの外出で体を慣らし、徐々に簡単な作業をはじめればよいのです。

みんなで力を合わせれば役所の改造だってできるのだ、という体験は、また私に勇気を与えてくれました。

こうしてできた地域に開かれた集いの場は、思わぬ波及効果を生みだしてくれました。軽作業の内職を紹介してくれる方、休耕地を貸してくれる方、農業指導をしてくれる方、木工作業や裁縫を教えてくれる方がありました。建物の中だけでなく、地域の中でともに活動する場を提供し、ノウハウを伝授してくれるというのですから、また一段と地域の「健康力」が強まったわけです。

いろんな患者会の方と触れ合う中で、いつの間にか「病は自分だけの不幸だ」という悲観的な思いが薄くなってきます。なぜ自分だけがとふさぎこんでいた気持ちが「同じ地域の中にいろんな人がいるんだな、自分だけじゃなかったんだ」という気持ちへと変化してきます。散歩途中のおばあさんも、「かわいそうとか怖いと思っていたけど、みな普通だね」と言って帰っていきます。そこでは、あの病気の誰々さんではなく、その人の個性そのままを受け止められるのですから、地域で暮らす一体感のようなものが次第と芽生えてくるようでした。

実は、体の調子を崩していると、健康な人を怖いと感じることがあります。

普段の生活では、若くてはつらつとした元気な姿に接すると、自分まで元気になった気持ちになるものですが、時にその勢いがぞんざいで傍若無人に見えることがあるのです。弱っているときに賑やかな人がそばにくると、「煩わしいからあっちへ行って」と言いたくなる、あの感覚です。健康な人が病気の人をかわいそうだとか自分とは違うと思いがちなのと同じように、病気や障害の側から見たときにも、すこぶる健康な人を敬遠したくなったり、距離を置きたくなることがあります。こうしたことは、お互いに接する機会を持ってはじめて分かることです。だからこそ、いくつになってもその両方にとって、接する機会を持つ価値があるのです。

隠せば隠すほど重くなる

「病気と借金は隠せば隠すほど重くなる」という名言を残したご家族がありました。本当にそうだなあと思います。自分や家族が深刻な病にかかると、それまでの生活を変えざるを得なくなったり、これまで蓄積してきたものを諦めなければならなかったり、様々な不都合に直面します。これは楽しい経験ではありませんし、周囲に誇れることでもない。しかしそれを内側に隠したままでは、問題解決にならないばかりかもっともっとひどくなるという教訓です。地域の患者会や家族会にはこうした経験を共有した人々が集っていました。

例えば統合失調症で、悪化して再入院するときというのは、「急いだとき」です。薬の調整がうまく行って、落ち着いて薬を飲み続けているときは良いのですが、「治ったのだからそろそろ薬は止めよう」とか、「もっと頑張って働こう」と結果を急いで無理をすることがあります。よくある胃潰瘍や風邪なら調子がよくなれば薬はいらなくなりますが、この病気の場合、なかなかそうはいきません。やめてしばらくはしのいでも、あるとき急激に症状が悪化すると今度はまた回復までの長いループに逆戻りです。もう一回入院し、薬を調整して症状が落ち着いたところで退院し、地域での生活に少し慣れてくると、また薬を中断する。患者会には、この繰り返しを経験し長い時間をかけて回復してきた病気の先輩がたくさんいます。そういう人に「薬はお守り。飲んでいれば大丈夫！と割り切ること。もし何の薬か聞かれたら、今流行のサプリと説明すればよい」などと体験談を教えてもらうと、迷っている人も「なるほど！」と納得感が湧いてきます。

周りに知られたくない、知られる前に何とかしたいという気持ちが、病をことさら隠そうとする防衛行為へとつながっているのです。

ここでなぜ借金を引き合いに出したかというと、やはり借金も身内でかばい合って、家族全員が潰れてしまうというケースがたくさんあるからです。

私は専門領域の中でも家族ケアを得意としていますので、ギャンブル狂や摂食障害などの関係嗜癖、いわゆる依存症で悩む方とも多く接してきました。例えば、会社経営で同世代の男性よりはるかに多くの収入を得ていても、定期的にギャンブルにのめり込んで収入を上回る借金を繰り返す夫。その度に、「私以外にこの人を支える女性はいないから」と、親の代からの財産を切り売りして支える妻。何とか円満な家庭を維持しようと耐える妻は、一見すると被害者のように思われがちですが、この夫婦の本質は、お互いに依存しあう嗜癖関係なのです。

実際に家計が破たんするかもしれないという状況は相当辛い体験なのですが、お互いに依存し合う関係の中で、普通なら一生体験することもないであろう強烈な不安と安堵、まるでジェットコースターで急上昇・急降下、そしてスクリューを通り抜けていくような危険と隣り合わせの生活の中で、負の連鎖はどんどん進化していきます。

最初は怖々足を踏み入れてみたところ、これが病みつきになってしまい、いつの間にかなくてはならないものになってしまったとか、もっともっと強い刺激がなければ興奮できなくなってきて、抜けられなくなってしまった、というと分かりやすいでしょうか。

人間関係の嗜癖問題は、いわば病的な関係ですから、どこかでそれを断ち切る治療を始めなければ、どんどん症状は悪化しますし、中毒から逃れられなくなっていきます。このご夫婦の場合は、実家の財産が底をついた段階で、いよいよ家族の力では借金を解消できない事態に陥り、腹を決めて相談に来たのでした。この場合、夫を助けたいと思い続ける妻の側から問題に気付き、行動を改善していくことが効果的です。

それにしても、穏やかな家庭を維持するために実家の財産が底をつくまで借金を隠し続けたことによって、このご夫婦は思わぬ痛手を負うことになったのです。

肝心なのは、プロとしての距離感を持ちつつ必要な支援を適切に実施できることなのですが、家族会で出会ったご家族の名言はまさに言い得て妙、この見事な言葉を肝に銘じながら、私はそれぞれの問題に向き合っていきました。

みんなの宝物・ＣＤ「人生（いのち）」

こうした地域での保健活動で、新たな宝物をつくりだす機会にも恵まれました。

それは、保健所管内の患者会・家族会活動の発表会（合同文化祭）をきっかけに始まりました。

昭和六十一年春、「病気と借金は隠せば隠すほど重くなる。自分たちからみんなに分かってもらう努力をしよう」と一人のメンバーが語りかけました。仲間が協力して、これから障害を乗り越えようとしている新しい仲間たちを少しでも支援しよう、というのです。年に一度ぐらいは、病気や障害の別なく、いろんな患者会・家族会のみんなが集まろう、そして自分たちの活動の報告会をしようと決まりました。

近隣の方々にもご案内を出したところ百五十人程度の参加がありました。自らの病気を振り返り今日までの歩みを発表して意見交換するシンポジウム、活動の過程で作った作品の展示や即売、レクリエーションという簡単な構成でした。

地域に溶け込もうとしたこのイベントは、活動の振り返りの場になり、同じ地域に生きる者どうしの連帯も生まれました。そしてお互いに、できることをできるところから実現することが大事なのだ！と確認する機会にもなりました。

ところが会場を出て普段の生活に戻ると、人は急に心細くなったり自信がなくなったりします。合同文化祭が終わって間もなくの頃、誰からともなく、一人の生活に戻った時に、何か支えになるものがほしい、という声が出てきました。

ふつふつと沸き上がる回復に向かうエネルギーは、保健師の私にも、ひしひしと伝わってきます。そしてちょうど一年が経った昭和六十二年の秋に、私はある歌を作りました。

「人生（いのち）」です。

多くの仲間にとって、年に一度の合同文化祭は、自分の足跡を確認するチャンスでした。そして私は、二回目となるこの機会に、この仲間を主人公とした共有財産みたいなものがほしいと思っていました。一人の生活に戻っても、自分たちにはこれがある！と思えるような何かを、一生懸命考えていました。

その時、先輩保健師が、「誰でも知っている曲で替え歌を作ろう」と言い、「今こそ本当に人生愛せそうです」という心にしみるフレーズを提案してくれました。それをヒントに、メンバーの顔を思い浮かべていくと、自然に歌詞が出てきました。

「身体は不自由でも、心は自由に躍ることができる」

「言葉はなくても、優しさは救いになる」

「微笑みは、苦しみと戦う勇気をくれる」

三番まで書き上がってみると、これは紛れもなくオリジナル。その勢いに乗って、曲もつけ、即興でピアノ弾き語りのテープを作りました。こうして合同文化祭に向けて作業を続けるうち、「これは歌えば歌うほど、味わいが出てくる。スルメのようだ！」ということになりました。

みんなの歌として定着した頃には、メンバー全員でタイトル名の投票をしました。その結果、「人生（じんせい）」と「生命（いのち）」が同票一位。それならば、この歌は「『人生』と書いて『いのち』と読むことにしよう」と決まりました。

しばらく経つと、テープはいずれ伸びるのだから、音楽ＣＤを作ってはどうか、という意見が出てきました。しかし昭和の時代（！）に歌を自費出版するのはかなりの冒険です。製作費も今とはケタが違いますから、そのときは「会員の意見を実現するのはそう簡単ではないだろうな」と思いました。それでも、会の仲間たちは合同文化祭の売り上げや日々の作業のわずかな売り上げをコツコツ積み立て、何年もかけてＣＤ制作のための基金を蓄えていったのです。

やがて昭和の時代が終わり、「もう準備はできているのだから音入れだけやってくれ」と託されたのは平成三年でした。ほんとは二つ返事で協力すべきだったのでしょうが、私はその頃、すでに転勤し、別の地域で仕事をしていました。そうなりますと、「以前の職員がいまだに出しゃばる」ことになりはしないか、心配です。然るべき人に頼んではどうかとお断りしたところ、「みんなで出来るところまで準備した。乗り掛かった船なのだから、最後の仕上げをしてくれなきゃ」と言われました。元同僚保健師の毅然とした態度と厳しい言葉を受けて、レコーディングへの度胸が据わりました。

それからです。ふぞろいなおたまじゃくしを並べて譜面を起こし、高校時代からの友人・知人に電話をかけて、バンドらしい形も整いました。まだまだ内心では、素人がそんな大それたことに手を出していいものか、ドキドキしながら。

ドラムは電力会社の電気工事士、ベースは畜産農家のご主人、ピアノは音楽教室のインストラクター、キーボードは企業の電話交換手、ギターは理容室のご主人・製造会社の経理課長・アルミ会社の工員と、みな仕事も年齢も違う顔ぶれです。初めに録音予定日を確保してから、何度か練習日程を組み、それぞれの仕事を終えた夜に楽器を持って集まることにしました。このなかには初めて楽器を手にするメンバーもいましたから、バンド自体もＣＤと一緒に育ったようなものです。とにかく思いはひとつ。みんなの気持ちを大切にして、いいものを作りたいということだけで集まったボランティアでした。

平成三年四月にレコーディング、五月二十四日に宮城県中新田町（町村合併で、いまは加美町に町名変更）のバッハホールというクラシック演奏ホールで制作発表会を行いましたが、このときは県内外から四百人を超える参加者がありました。地元の小さな集まりから、長い時間をかけて育んでいった仲間の絆を確認するように、それはそれは盛大な発表会でした。

こうしたときにもやはり、自らの体験を語るシンポジウムは欠かせません。何と言っても地域保健活動の一環なのですから。体験発表と歌、歌と意見交換…そんな、歌を中心としたプログラムが進むにつれ、次第にステージと会場は一体となっていくようでした。

新たな旅立ち

実はその春、私は県の職員を辞め、東京医科歯科大学へ進学していました。かねて自分の課題だった「大学だけは卒業しておきたい」ということにも、一つの区切りがついたときだったのです。

さらにその秋、仙台で開催された全家連大会（全国精神障害者家族会連合会全国大会）のアトラクションとして、私たちは県民会館の大ホールで「人生（いのち）」を披露しました。久しぶりに宮城に戻って、少しおめかしをした仲間たちと壇上に立ったとき、私はなんと誇らしい人々に巡り合ったことだろうと感慨もひとしおでした。そのときのことを振り返ると、思い出すのは、ただキラキラしていたことだけです。とにかく目に映るものすべてが、キラキラして見えた一日でした。

職場を離れてもなお、その土地を離れてもなお、その地域に根差した生活者どうしが大切な思いをつなぎとめ、ひとつの形に仕上げてくれたこの歌は、今年二十二歳になりますが、私たちの大切な宝物です。宮城では、今もなお大切に歌っていただいています。

人生（いのち）

作詞・伊藤芳子　高階恵美子／作曲　高階恵美子

一
たとえ走れなくても
誰よりも　心躍ることを知りました
あなたの力強さとの出会いで
ありがとう　ありがとう
あの眼のかがやきを　君と私の胸に
今こそほんとうに　人生　愛せそうです

二
たとえ話せなくても
熱い思いを　伝えられること知りました

'91 みんなで共有の財産をつくりました

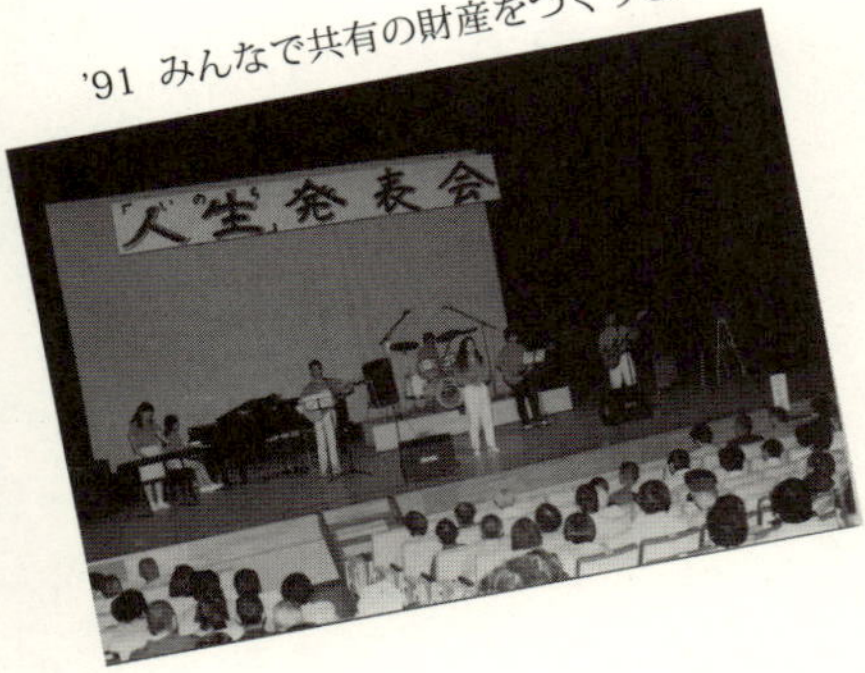

あなたのやさしさとの出会いで
ありがとう　ありがとう
この手のぬくもりを　となりのあなたの手にも
今こそほんとうに　人生　愛せそうです

三
たとえけわしい道でも
明日を　生きてゆける勇気知りました
あなたのほほえみとの出会いで
ありがとう　ありがとう
いまこのよろこびを　広い大地の上で
大空みつめて　さあ　歩きはじめよう

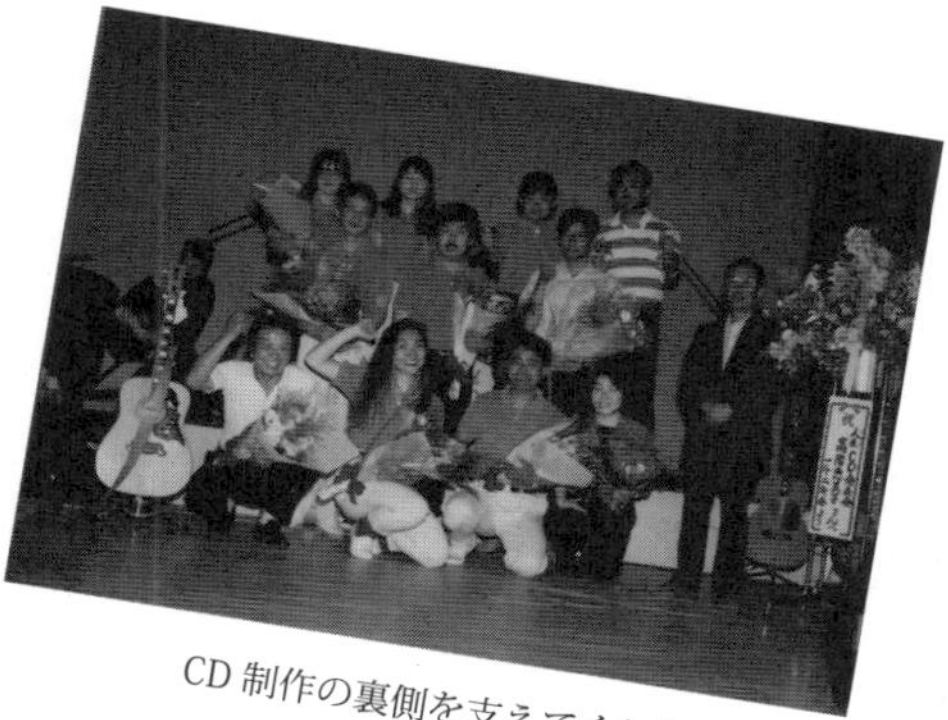

CD制作の裏側を支えてくれた仲間たち

第四章

看護学を学び直す
〜自分磨きの旅へ〜

【'94　母の愛は深く】
見て聞いて触って、足りないところは
現地語に訳してコミュニケーション。

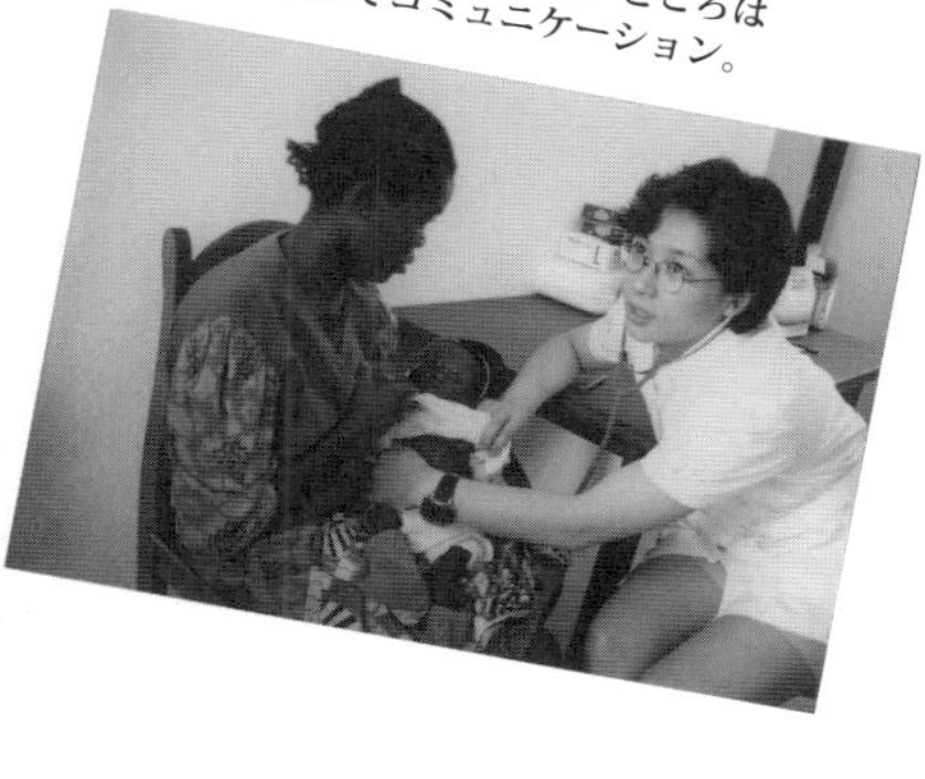

学び続けるという視点

急性期の臨床から地域保健の仕事を経て、東京白金台の国立公衆衛生院で公衆衛生学を学び、再び精神保健福祉センター等に勤務した後で、私はようやく看護学を学び直すことになりました。

昭和から平成へ変わる頃は、これからの看護基礎教育は大学で行うという流れが現実になってきた時期でもありました。私が受験した東京医科歯科大学は、国立大学の医学部に保健衛生学科をつくり、学年進行に合わせて看護学の博士課程までを設置するという国家プロジェクトの第一号のモデル校でした。なにせ初めて入学生を受け入れ、初めて学位を出していくわけですから、教える教授陣も学ぶ学生たちも、日々、創造性たくましく一緒に育つ環境だったような気がします。平成五年春に最初の卒業生を輩出してからすでに十五年。私を含め、これまでにもかなり個性的な同窓生が巣立っているはずです。

第一線に就いてから何年も過ぎ、もはや中堅として安定した仕事をする年代になっているのに、何をいまさら勉強か、と思われる方もあるでしょう。しかし、「看護が人と人との関わりを通して培われる科学」である以上、そしてその道のプロとなった以上、学び直すことや探究心を持って技術と実践を積み重ねることは、生涯ついてまわるタスク・ワークです。

もちろん、ひとくちに自己研さんといっても様々なやり方がありますけれど、私にとって大学での学究生活は、仕事を続けていく上で必要なプロセスでした。


看護の現場、医療の現場、社会保障の現場では、次から次に迷いや悩みが生じます。

今のやり方でよいのか、もっと効果的な方法はないか、この先どのように技術を磨いていくとよいのか、いくつになっても課題は尽きません。言い換えると、いくつになってもチャレンジする楽しさが湧き出てくるのです。

また学び始めた頃の私が思い描くことのできる『働く看護職のイメージ像』は、医療機関の中の白衣姿の先輩たちがすべてでした。しかし年齢を重ねるにつれ、学びを深めるにつれて、「生命を助ける、生命を支える、生命を守る看護の仕事」は思いのほか奥が深く、実際に社会の様々な部署で、様々な働き方をしていることが分かってきました。

看護職は生きることの根源にかかわるのですから、社会生活のあらゆる場面でその機能を発揮することができますし、そのときには必ずしも白衣を着ている必要はありません。

むしろ看護という職性を看板にして、全国どこでも然るべき水準のクオリティで社会保障サービスを提供でき、自らの手で人々に社会保障を実感していただけるプロなのだと思います。だからこそ極めようとすればするほど、常に自らを律し、学ぶという視点が育ってくるわけです。

高等教育の場で学べる看護

私の場合、まだまだ毎日が新しい発見を繰り返している段階ですから、熟すとか極めるというところには至っていませんが、少なくともプロになる以上、大学教育は通過点に過ぎないのだと考えていました。社会保障の各分野では、国民福祉の向上に向けて、複数の専門職が肩を並べてしのぎを削っています。看護職がその一員として信頼を得、楽しく仕事をしていくために、せめて同程度の高等教育を受けておくことは必要ではないでしょうか。

紆余曲折はありましたが、時間をかければ私にもできたのですから、これは、そんなに難しいことではありません。もう今は、学部や大学院への社会人入学枠の拡大、科目等履修生制度や通信教育の活用など、様々な手段で学士号を取得する道が拓けています。生涯かけてコツコツやるのだと思えば、世代の異なる同級生との勉強もまた気分が変わって楽しいものです。そんな中で何か専門的に深めてみたい分野が見つかったら、そのときはさらに修士課程、博士課程へ進むことも考えられるようになります。

私は普段、看護師の卵から進路相談を受けたときには、看護系大学を選択するようお勧めしています。それは、これから看護を目指す方々には、できるなら私が味わったような不全感を体験することなく、思春期らしいピカピカの夢を持ったまま、限りある時間を有効に使って育ってほしいと願うからです。

以前よりも高等教育の場で看護基礎教育を提供する体制は整っています。とはいえ所定の教育を修了し資格を取得して、いったん社会に出た後に、また一から学び直すというのは、とても効率が悪いし、それなりのリスクを覚悟しなければできません。学費のこと、生活費のこと、住居のこと、家族のこと、キャリア中断のこと、卒業後の就職のこと、その他たくさんの現実的な問題に加えて、ある一定期間は確実に人生の時間を費やすことになるのです。

また、今なら充分に大学での学びができる環境です。平成とともに急速に設置が進んできた看護系大学・学部は、平成二十一年春には全国百八十校となります。さらに来年も再来年も、それ以降も四年制大学における看護基礎教育コースは増え続け、数年のうちに二百五十校程度に達する見通しです。

これから十八歳未満の人口が急激に減少していくというのに、看護はコース選択肢のひとつとして、その人員枠を増やし続けているのです。

日本ではまだ高校を卒業した女子のおよそ四割しか大学に進学していませんが、これからは男女ともに大学以上の高等教育を経る人口割合が高くなるでしょう。この流れの中で間違いなく看護基礎教育も変革しますから、もしも看護職を志すつもりなら、少し先を見た選択をしてほしいと思うのです。

奨学金の種類や枠も、ひと昔前とはケタ違いに増えていますから、経済的な心配を理由に、はなから将来を諦めることはありません。大切なのは、すこし先の生活設計、すこし先の生き方を思い描くことです。

薬害エイズ問題の現場へ

東京医科歯科大学へ通い出して御茶ノ水で暮らし始めた頃、日本はちょうど薬害エイズ裁判が佳境に入っていました。当時は日本国籍のＨＩＶ感染者のほとんどが血友病治療で被害にあった方々でしたから、ＨＩＶ感染そのものに対する一般社会の理解はなかなか浸透せず、ほとんどの医療従事者にはエイズ発症予防や発症後の治療にあたる機会もありませんでした。また効果的な治療法も、まだ開発されていませんでしたから、「エイズとは、ＨＩＶ感染してから数年～十数年程度の潜伏期間を経て発症し、およそ一年で死に至る不治の病」と称されていました。

こうした社会環境であったとしても、感染者は現に生活しています。薬害エイズの場合、被害者だと名乗ることも難しい暮らしの中で、感染者の親子は、いわゆる不治の病と闘っていたのでした。それも、子供のころからつきあいのある血友病専門医のもとで、引き続きエイズの発症予防・治療も受けざるを得ないという方が多かったのです。

私は素朴な疑問として、ご本人と家族、とくにお母さんが、胸に詰まった不満や不安を、周囲の目を気にせず話せるような場所はあるのだろうかと心配でした。国と製薬会社を相手取って係争中なのだから、医療従事者は静観すべしとの意見もありましたが、私はそうした冷めた感覚にはなれず、他人事だと切り捨てることもできませんでした。まったく純粋に、自分の専門性に立脚して出来ることをすればよい。その立ち位置をしっかり持つことこそがプロたる所以、と考えていたのです。

世の中を不安にする事件や分かりにくい事柄について、憶測や噂をもとに浮足立った議論を重ねていくと、興味・関心があおられる一方で、様々な安定が失われ、正常な判断力や秩序が失われていく場合があります。しかし実際に被害が発生している以上、そこに確実に困っている人がいるのです。また、ごく少数ずつとはいえ、国内ではその頃すでに薬害エイズ以外のＨＩＶ感染者数が増えつつありました。こうした方々にとっても、安心して治療を受け、生活できる環境が必要なはずです。

一人の市民が動いたところで、すぐに問題が払しょくされるようなパーフェクトな支援にはならない。しかし何かしら役にたてることはないだろうか。これは、私のごく自然な反応でした。

私は、薬害エイズの発生メカニズム、被害規模、被害者の現在の健康状態と生活実態、そうしたことを猛烈な勢いで調べ上げ、可能な限り血友病友の会の方々にお話を伺って廻りました。その結果たどり着いたのは、ホットラインを持つことでした。

治療の決定打がないのですから、当然のことながら発症から亡くなるまでの身近なケアが必要となります。薬害エイズでは、とくにお母さんたちが夫、息子、主治医には言えない悩みを抱え込んでいることがしばしばでした。母親の遺伝子が発症の鍵を握る血友病という病気の性質上、お母さんたちの悩みは根の深いものでした。

私は何もできないけれど、話を聞くことならできると気がついたので、さっそく携帯電話を持ちました。いよいよ息子がエイズを発症し、気持ちが崩れそうで辛いというお母さんには「二十四時間いつでも電話に出られるようにしています。名乗る必要もありません。聞いてもたってもいられなくなったとき、鳴らしただけで切ってもかまいません。お守りのつもりで持っていていただけませんか」と伝えて、番号をメモした紙を渡していました。辛いときに連絡できる相手がいるということだけで、お母さんの孤独感がいくらかでも軽くなればと思ったのです。

このことを通じ、効果的な治療法のない未知の病の前では、私たちは本当に無力なのだということを改めて感じました。病気のことを分かろうとしても、国内ではその資料さえ十分に入手できない状況だったのです。そのうちに、「だったら、流行地域に行って現場を見るしかない」という気持ちがだんだんと強くなっていきました。

アフリカで『生きる力』を知る

幸いなことに、友人がＮＧＯ団体を組織し、この頃すでに中央アフリカ共和国で果敢にエイズの発症予防と患者ケアに取り組んでいました。（この友人は、職業人生の多くの時間を海外で過ごし、つい先ごろ、看護師に与えられる世界最高の栄誉あるメダル『フローレンス・ナイチンゲール記章』を若くして受賞した日本人助産師です。彼女とは、昭和の終わりから平成にかけて学んだ国立公衆衛生院で出会い、その後も何かと相談に乗ってもらったり、公私ともに世話になっていました。なにしろ人への愛情、命に向ける情熱にあふれ、黙々と地道に仕事を続ける姿そのものが、周囲にやる気と勇気を与えてくれる、素晴らしい女性です。）

そこではどんな暮らしがあるのか、何もわからないまま「とにかく行くから、勉強させてほしい」と頼み込んで、活動に参加させてもらいました。

アフリカでは日本より一足先にＨＩＶ感染が広がっていて、ケアの最前線を経験するにはまたとない貴重な現場だったのです。そこでは、外来に訪れる頃はすでに発症しており、昨日来た人が三日後に亡くなることも当たり前でした。

社会構造も経済も、性行動に対する考え方も違うし、婚姻の形態や家族の概念も違う。そういうところで、医療を必要とする方にどう効果的なサービスを提供するというのか。ここでは、国籍や生活習慣の違いを乗り越えて、「人間そのものとどう向き合うか」が大切なのだということを学びました。

発症すればもう亡くなることが明らかですから、せめて人間らしい日々を送れるようにサポートするしかできません。食事を「おいしかった」と感じ、満足して床についてもらう。最後まで、その人らしい尊厳を保ちながら過ごせるように支えるだけなのです。

そこではエイズを発症すると「悪魔の病に取りつかれた」と言われ、家を追い出されたり、仲間外れにされることがしばしばでした。例えば、免疫力が落ちてくるとさまざまな感染症にかかりやすくなりますし、体重が著しく減少して女性ではメンスも止まります。女は十二歳を過ぎると子供を産み、育てることが、幸せと健康のバロメーターとされる社会通念の中では、二十歳近くになっても妊娠しない、仮に出産しても子供が大きくならないというのは、何か不吉なものを抱えているからだと思われてしまうのも無理からぬことのようでした。

できることが少ないとはいえ、やがていくつかの試みも始まりました。おかゆの炊き出しもその一つです。診療所の庭に石を並べて窯にし、子供に恵まれなかった女性のエイズ患者が、バナナとピーナッツと砂糖とレモンと…そのときによって微妙にレシピは違うのですがおかゆを炊きます。そして一緒に食べるのは、エイズで親を失った近隣の子供たち。温かいものを口に運んでいるうちに、みな自然と顔がほころんできます。そこには多くの言葉はいりません。失った絆を紡ぎ直すかのように、それぞれが温かな連帯感に包まれている姿。私にとって、当たり前のことを最後までしっかりできることが、生きる力を守ることであり、支えることであるということに改めて気づかされた経験でした。

中央アフリカ共和国への滞在はほんの数か月でしたが、このことをきっかけとして、私はその後、国内外のさまざまなエイズコントロール・ケア活動や研究プロジェクトにも参加することになりました。

とにかく今の自分にできることを考え、地道に取り組むという行動が、次の自分の力となっていくのではないでしょうか。一つのステップを乗り越えると、次のステップも見えてきます。それを自分に合ったペース配分で繰り返し、精いっぱい取り組む。テンポよく楽しむ。そうしてそのような行動が、生きがいをつくりだしていくのではないでしょうか。私の場合、これらの活動の原動力となったのは、まさにそうして得た「いきがい」だったのだと思います。

第五章

いざ　政策づくりの場へ
～男社会を歩く～

【'05　ベルギーブリュッセルのEU本部にて】
生活者としてのシンプルな願い、素直な感性こそが頼れる施策を実現します。

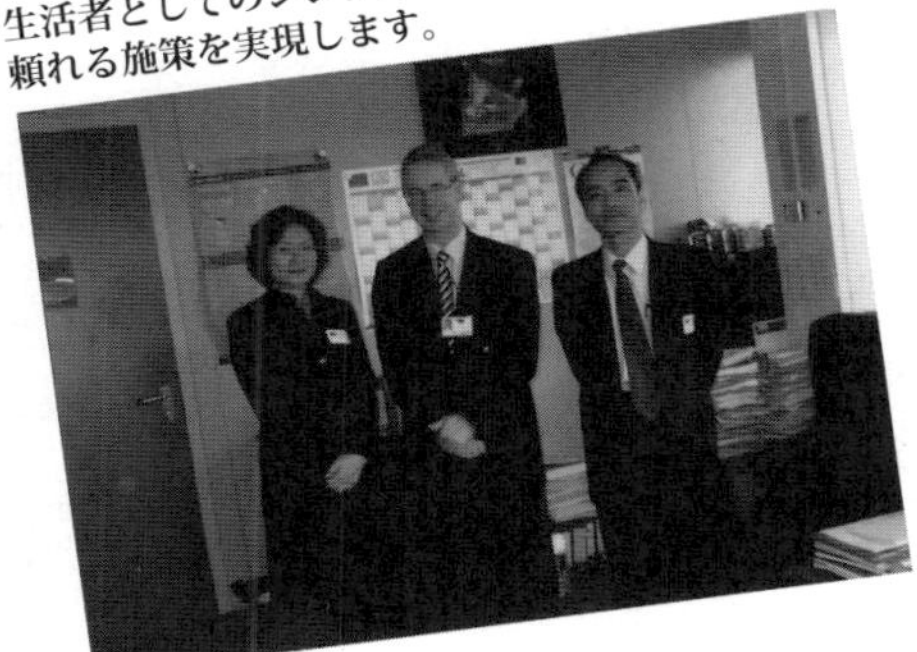

女に何ができる？

地域の保健師として患者会や家族会の人々と交流をする中で経験したこと、あるいはエイズ問題の現場で受け取った生きるエネルギーは、私が看護の仕事を続ける上での大きな支えになりました。その後の東京医科歯科大学医学部の文部教官となったときにも、学生たちにリアルで説得力のある話をするための素材として活かすことができました。

看護の仕事を通して、多くの差別や偏見を持たれやすい病と社会構造のあることを知り、大学では、それを効果的に解消する方法について研究しました。初めの一年は助手として、翌年から学内講師として教鞭をとっていたのですが、三年も経つと、いま確実に成果の出る仕事、国民生活の向上に直接貢献できる仕事をしたいと思うようになりました。ちょうど日本は、世界最速のスピードで進む高齢化の中で、保健・医療・福祉の諸制度がガラガラと音を立てるほどの勢いで大変革する時を迎えていたのです。

こんな火急の事態を目前にして、静かに研究室にこもっていてはいけない！　まさに制度づくりの最前線に入り込んで、一人のスタッフとして働かなきゃ！　ということで、平成十二年、いよいよ厚生労働省（当時の厚生省）へ出向することが決まりました。

そこでの最初の洗礼は、「国立大学の女性研究者が、いったいどんな役に立つというのか」ということでした。

中央省庁は徹底した男性社会、学歴社会、職級社会です。一つの物事を決めるにしても、段階的な手続きを踏んで組織としての仕事を仕上げて行きます。そしてそのスピードには、目を見張るものがあります。限られた時間のうちに、激しい議論が繰り返され、すさまじい勢いで作業が進んでいきます。それに比べると大学での仕事は、各々の研究者が、静寂に包まれた研究室の中、自らの独創的なアイディアで丹念に学問的探究を重ねていきます。学生もしくは教員と接する以外、普段は一般の人との交流はありません。

このような環境からポッと抜け出した研究者が、今日から本省の行政官だという。しかも女性か。そう考えると、受け入れる側の戸惑いも大きかったのでしょう。

しかし受け入れられる側からすると、こうした明け透けな警戒心の渦巻く職場というのは、実に居心地の悪いものです。「これは最初だけ。健全な組織であれば、多少の軋轢は解消される。いずれ自浄作用も働く」と自分に言い聞かせてみるものの、思うように力が湧いてきません。そんな弱気なときには「結果を出して存在感を証明するしかない。それができないことには、誰も認めてくれないのだから」、と気持ちを奮い立たせるようにしていました。

焦らず黙々と、必要なことをする。自分のできることをしっかり考え、積み上げていく。ここでも、私にできることは、自分の立ち位置を見極めながら仕事にいそしむことだけでした。果たしてそれが、周囲に受け入れられるものなのか。十分に役割を発揮できるものなのかはわからない。けれど一度飛びこんだからには、泣き言を言っていても何も解決しない。自ら全力でトライしないことには、ここにいる価値もない——そんな心境でした。


また、無意味ないさかいにはのめり込まないことが肝要。それより何より発想を前向きに転換していくほうが効果的です！

他人をはずかしめることでしか満足を得られないとか、反論ができない立場の者を見つけるとここぞとばかり執拗に糾弾する、あるいはそういった誘惑にすぐ便乗する行動パターンをとるのは、そのような経験しかしてこなかったことの裏返しでもあります。そういう見方もあるのだ、ということさえ知っておけば、少しは気持ちも落ち着いてきます。

悩んで時間を無駄にするよりも、前向きになるために必要なこと、そのためにできることに意識を集中していくほうがハッピーですし、そうとう生産的です。

こうして気持ちを切り替えながら、私の省庁勤めが始りました。

看護系技官というマイノリティ

厚生労働省の建物は、毎日のようにテレビにも映し出されますから、あの四角い箱のイメージはもうすっかりお馴染みになっていると思いますが、その中には三千人を超える職員が働いています。もちろん複数の医療職もいます。医師免許を持つ「医系技官」が二百四十名あまり、薬剤師の「薬系技官」は軽くそれを凌ぐだけの数が働いています。

しかし「看護系技官」は、人事交流等の短期間職員まで含めても、全体でわずか数十名しかいません。ですから省内のほとんどの職員には、一緒に仕事をする機会がありません。大学の先生だとか女性だという前に、実は「看護系技官って何？ここでどんな仕事するの」というぐらいに、なじみの薄い職種です。

厚生労働省の中で働く看護師は、まさに希少価値ともいうべき少数派。なかでも私は、極めて変則的な配置でした。平成十二年八月から平成二十年三月まで、およそ八年間勤務しましたが、在勤中、いわゆる定期の異動は一度だけでした。最も長く席を置いたのは、「大臣官房・厚生科学課」というところで、そこでは科学技術政策を総合的に企画・調整する『科学技術調整官』として働いていました。その間もずっと、三〜五か所のポジションを併任しつつ、次々と生じてくる政策課題にその都度対応していくという、かなり柔軟性の高い人事で働かせていただきました。

そのため当初は、机が変わるたびに「何かあったの？」と心配顔で声をかけてくれる方がたくさんいました。しかし一年も経つと、廊下やエレベーターではきまって「今どこ？何階にいるの？今度はどんな仕事してるの」と聞かれるようになりました。どうやら私は、見かけるたびに違う部署で働いている人、と思われていた節があって、みな興味しんしんなのです。確かに、改めて計算してみると、平均五か月ほどで新しい仕事に着手していたような勘定で、がん対策のこと、健康増進法のこと、脳死下での臓器移植のこと…。振り返ると、業務を通して本当にたくさんの方々と出会い、仕事をさせていただき、それこそたくさんのことを教わりました。

なかには「看護の人事は、次々と絞るだけ絞っていくやり方だから、荒過ぎる」と心配してくれる方もありました。しかし、容赦なしの采配に、私はむしろ感謝していました。だって次々と自分の可能性を試せるのですから。

「ここでは短期でくるくる動くもの、次はどんな仕事ができるのだろう」と思っていると、余計な苦痛を感じることもなく、楽しい毎日を過ごせます。

最初が肝心！

政策づくりの場で、看護系技官がいったいどんな仕事をしているのか。本省の職員でもよく知られていないくらいなのですから、傍から見ると、ますます謎の存在だと思います。科学技術政策のこと以外にもたくさん紹介したい話はあるのですが、ここでは、看護に直接関係する政策づくりに絞ってみます。

私の最初の仕事は、「自治体保健師の増員計画を実現すること」でした。

時の政府が「公務員の二割削減」を閣議決定した翌月のこと。全国の都道府県、市町村で働く保健師を五年かけて計画的に増やすということを提案したのです。

自治体の職員、つまり公務員は公のために尽くすのが仕事です。公の資金で雇いあげるのですから、当然、定数が決まっています。自治体で公衆衛生を担う保健師についても同様で、それぞれの人口規模や地域特性に応じたおおよその必要数があります。また、公衆衛生は社会保障のひとつですから、国は、自治体が保健師を確保するための財源を、自治体への地方交付税交付金のなかに含めて再配分しています。「増員計画」とは、わかりやすく言うと、その「額」を増やすということ。そしてそれを決めるのは、総務省です。

このような場合は、厚生労働省から総務省へお願い（要求）をし、総務省の中で地方交付税交付金についての議論をする際に、「まさしくそれが必要」と判断されれば、翌年の予算に反映される、という流れになります。

初めての交渉の席では、「どうやら真面目に要求するつもりのようだから、お話だけは聞きます」と言われました。折しも、政府が公務員全体の数を段階的に減らすことを決めたばかりの頃で、計画的増員を打ち出すなどとても信じがたいけれど、という意味です。

また、総枠が決まっているのですから、特定の職種に限って人員を増やすということは、同時に他の職員の数を減らすということでもあります。こうした情勢を考えると、通常なら交渉の機会を得ること自体が難しいはず。しかしその担当官は、「ないとは思いますが、万が一、僕を納得させられるようなら、その時は考えないでもない」とも言いました。

それからです。乳幼児の虐待防止対策のこと、青年期の精神保健福祉対策のこと、壮年期の生活習慣病予防対策のこと、高齢者の介護予防対策のこと。住民の健康にとって、今どんなことが問題となっているのか、それが人口あたりどの程度発生し、これから推移していく見通しなのか。保健師が予防対策を実施することにより、どんな効果が期待できるのか。そのために、都道府県は市町村は、それぞれ何人の保健師を確保しなければならないのか。担当官は、切り口鋭く、次々と質問を投げかけてきますから、連日のように足を運び、資料を届けました。山のような宿題を出されても、帰る前には必ず、次はいつ時間を取ってもらえるかと聞き、次回の約束をとりつけました。職場に戻り、夜遅くまでタイムリミットをにらみながら資料づくりをしていると、「出口が見えないなあ」と気分の滅入ることもありました。

それでも、交渉を重ねていくうちに「子供がいると悩むよな。自分もだけど、カミさんはもっと悩んでる。親を虐待の加害者にしちゃいけない」「こいつの体型はハイリスク、保健指導の対象だ。大黒柱が倒れたら、損失が大きいんだから、それを防がなくちゃ」と、自分に引き寄せたリアルな話題も出てきます。こうして「保健師は赤ちゃんからお年寄りまでの身近な健康づくりのパートナーなのだ」という理解ができてきた頃、最後の宿題が出ました。

それは「保健指導は医療費をいくら削減できるのか。それを証明するデータを持ってくること」でした。それが必要だと分かったところで、公的なサービスである以上は、しかるべき財源をねん出できなければ事業を実施できないからです。さすがにこの時ばかりは返答に困りました。なぜなら、行政サービスとして住民に無償で提供されている保健師の業務の効果を、医療費の動向とリンクさせて立証するということ自体が難しいからです。

それでも、一定の地域に入り込んだ綿密な研究であれば、リクエストに応えるデータがきっとある。そんな希望を持ちながら、さっそく関連する分野の膨大な数の研究報告書を読み込み、なんとか三編の論文を選び出しました。しかしそのままでは、説明資料になりません。次に、それらのデータをどのように簡潔明瞭に整理し直すのかがポイントでした。行政の中では、誰の目にも正しく理解できるような資料をつくらなければならないのです。

交渉の最後の日に、「わかりました。これから戦うのは僕、やれるだけやってみます」そう言われてからひと月あまり。「要求が通った」との内示を受けました。

私はこのとき、最初の仕事で結果を出せなかったら、潔く職場を去ろうと考えていました。それまで臨床の実践者として、研究者として、教育者として、それぞれの現場で培ってきたものと、行政で求められるものとは明らかに内容が違っていました。もしもこの仕事で成果を出すことができなければ、私は行政官としては務まらないということだ、と思っていました。しかし…。

「大丈夫、諦めないで頑張れ！　これからだぞ！」そんな応援を聞いたようで、私はそこでようやく、行政官としての学びを深めていこうという決心がつきました。

医療の料金表をつくる

もう一つ印象深い仕事に、「新しい看護配置の実現」があります。それを説明するために、少々回りくどいようですが、先に医療費の仕組みにふれます。

医療保険のサービスを使う時には病院や診療所にかかります。一つ一つの医療技術は、「診療報酬点数表」の中で、名称、価格、精算の仕方が決められていて、その表の内容は、二年に一度ずつ見直されることになっています。

私がその作業を担当する仕事に就いたのは、平成十七年十月でした。省全体としては、翌年の予算概算要求案がまとまり、秋の臨時国会に向けて一斉に動き出す頃。時季外れの異動でたった一人、保険局医療課に配属された私のミッションが、平成十八年の診療報酬改定で「新しい看護配置を実現すること」でした。

これは、入院患者の高齢化、病状の重篤化・複雑化、医療技術の高度化・煩雑化に伴って、急性期の入院医療が非常に過酷な労働環境となっており、安全かつ確実な療養を実現するためには、看護職員の配置を現場のニーズに沿った適切なものに変える必要が生じていたためです。

しかしそのときは、史上初の三・一六％マイナスという改定率で実施されることになっていました。日本の医療費は一年間に約一兆円ずつ伸びており、現在およそ三十三兆四千億円ですから、そのボリュームを三・一六％も減らすということは、かなりの痛みを伴います。

効果の高い新しい診療技術は評価するとしても、効果が低く必要性の乏しくなった技術は廃止するなど、よほどの英断を持って合理化しなければ、こんな大規模な削減は実現できません。

それでも作業チームのメンバーは皆、利用者の視点でわかりやすく、しかも質の高い医療を提供するために、頑張っているところがしっかりと報われるようにしたいと考えていました。

こうした中、「新しい看護配置を実現すること」は、非常に困難な作業でした。

医療保険で公的にカバーされる診療報酬は、大きく入院と入院外に分けられています。入院とはそこに滞在することですから、一泊あたりの基本料金「入院基本料」が決まっています。これは、部屋の広さ、ベッドやシーツ、冷暖房、医学的管理など、そこでの療養環境を総合的に評価する仕組みです。入院基本料にはいくつかのグレードがあって、その見極めとなる基準が実は、看護職員の配置の厚さなのです。

ですから「新しい看護配置を実現すること」は、イコール「入院基本料の体系を再編成すること」。つまり、「入院医療の全体的な枠組みを見直すこと」を意味しています。なんといっても入院基本料とそれにまつわる加算を含む入院料は、入院医療費全体の六割を占めているのです。ですから作業に当たっては、「入院基本料にメスを入れる」ということについてのコンセンサスを得ることが必要でした。そのやり方は現場の医療の質を上げるようなものでなければ困るし、そこで働いている人たちが、自分の仕事を正当に評価されていると感じ、新しい改定を受け入れて「頑張ろう！」と思えるものでなければなりません。単純に新しい基準を作ればいいということではないのです。

診療報酬改定で、これまで誰も経験したことのない大規模抑制を求められている中、私はこれをどうすれば実現できるのか…。

ほどなくして、これまでの表現にこだわっていたのでは、このミッションを遂行できない。何か突破口を見出さなければ、「事が成らない」と思い至りました。

利用者の目線から「ケアの手」を考える

平成十八年から始まった、新たな入院基本料で、最も重要なポイントは「看護実質配置」を導入したことです。

入院基本料の体系を考え直す際、まず最初に、病棟の看護職員の配置を、利用者の視点でわかりやすくしかも実態に合わせた表現に変えることを提案しました。これが現在の入院医療で用いられている「看護実質配置」という考え方です。

それまでは、「看護配置」という考え方を用いていたのですが、これは「入院患者の数に対して雇用されている看護職員の数」をさしていました。つまり、入院患者四十人の病棟に看護職員が二十人雇われていれば「二対一」と表す使い方でしたが、これは「四十人の患者に対して二十人の看護職員が常にケアにあたっている」という意味ではないのです。

病院に入院し、「この病棟では、二対一の看護配置をしています」と説明されれば、「二人につき一人の看護職員がケアにあたっている」と解釈するのが普通です。だからたくさんの病棟で、「この病院は、患者二人に一人と言いながら、さっぱり看護師の姿を見掛けない、ナースコールを押してもすぐ来てくれない、看護職員は一体どこにいるというのか」という苦情が出ていました。

このように誤解を招くような表現を使い続けるのは、誰にとっても得策ではありません。これから先、急性期医療の現場のニーズにぴったりと合う看護の手を確保する、入院医療の安全を守る、ということを考えると、わかりやすい表現で、お互いが安心できる環境をつくることが先決でした。

さらには、それまでの表記法のままで、新しいグレードを作ろうとすると、「一・五対一」や

「一対一」と言わなければなりません。これがけっして患者一人につき看護師一人という意味ではないのだと分かっていても、数字をみると、何だか贅沢過ぎる気がしてしまう。実態に合った診療報酬を考えていくためには、ホテルコスト（入院基本料）を決める大事な基準「看護配置」を、利用者の立場からわかりやすく見直すこと、実態と合った形に直すことが必要でした。

働く人の立場で、現実的な計算をする

入院生活は二十四時間三百六十五日連続しています。簡単に言えば、入院患者にとってケアが必要な時間は八千七百六十時間。これが、一年間に必要となるケアの時間の量です。ところが看護職員一人当たりの年間労働時間はおよそ千八百時間です。つまり、ひとりの看護職員が一年間フル稼働しても、入院患者にとってケアが必要な時間の五分の一程度しか充当できないのです。

従って、以前使っていた看護配置「二対一」とは、実際その五分の一である「十対一」の手

の厚さを表していたということになります。これが「看護実質配置」の考え方です。

何故って…病棟は二十四時間、眠らないのですから！

これからもしご家族や友人・知人のお見舞いなどで病室を訪ねることがあったら、是非玄関や病棟で、『看護実質配置』を確認してみてください。いまは、保険診療を行っている病院であればすべて、病棟の見やすい位置にその日のその時間帯の看護の手の厚さが掲示されているはずです。

平成十七年度までの入院基本料では、看護配置「二対一」が最も高い水準でした。ですからミッションは差し当たり、「一・五対一」をつくることでした。

しかし、一・五とは何でしょう。人のお世話をする人員をコンマ刻みで数えることが、利用者からみて果たして適切な表記法といえるでしょうか。

この疑問は、「看護実質配置」という新しい表記法で計算し直したときに、ますます強くなりました。一・五を五倍にしても「七・五」、これでは整数にはなりません。入院医療の実情に合ったサービスを提供するために、せっかくシンプルできめ細かな工夫をしようとしているのに。

そこで私は、看護実質配置の考え方で「人員を一人、二人と数える」新しい一覧表を作りました。三対一から一五対一まで。以前の表記にあてはめるには、これを五分の一にすればよいのですから、それらは看護配置の〇・六から三までに相当します。

当然のことながら課内会議の席では、「ちょっと待て、めざす目標（一・五）はどこにあるんだ」と問われました。私は即座に、「それ（旧表記の一・五にあたるもの）は、ありません」と答えました。しいて言えば、七（一・四）と八（一・六）の間なのですが…。

この時は一瞬、会議の流れが止まりました。しばらくしてトップが口を開きました。

「それで、どう進める？」

なぜ今、新しい考え方が必要なのか、それはどういう計算でなりたつのか、これを全国一斉に換算するためのわかりやすく納得のいく説明はできるのか、諸外国の急性期医療の実情と比較して日本の看護配置がどれだけ手薄なのか、なども議論しました。

もしも新しい区分を議題に乗せた場合、全国の急性期入院病床のうち何パーセントが移行できそうか、その財源はいくらぐらいになりそうか、そういった粗い試算もしました。

医療課のスタッフはもちろん、保険局全体としての理解も得て、連日連夜、集中的に議論を繰り返し、ようやくこのことを正式に中央社会保険医療協議会（通称、中医協）でご審議いただいたのは、十月二十六日でした。

入院基本料ひとつを変えることは、診療報酬全体に大きな影響を与えるわけですから、関係者の関心も群を抜いて高く、診療報酬改定の方向性を検討する際にもできるだけ早い段階で意見を求め、それに向けた作業に着手することが必要だったのです。

そして平成十八年の四月から、入院基本料の基準には「看護実質配置」が用いられるようになりました。新しく設定されたグレードは、七対一、十対一、十三対一、十五対一。今では全病院の一般病床のおよそ四分の一が七対一入院基本料を届出ています。

ここで現状に即した計算をすることができたのも、臨床での体験があったからこそ。そこには、これで少しでも現場が働きやすくなれば、という願いも込められていました。

パワフルな戦友たち

ところで中央省庁勤めというと、どんな仕事姿が思い浮かぶでしょう。パリッとしたスーツに身を包んだ職員、整然と並んだ机、そして静かな執務風景、やや淀んだ空気…。誰もがイメージするのは、こんなところでしょうか。

厚生労働省の職員になる前、私も漠然とそういうイメージを持っていました。ところが実態は、いつも相当に賑やかで、電話はひっきりなしに鳴りますし、周囲では常に誰かが打ち合わせをしています。国会会期中であろうが無かろうが、ほとんどの職員は毎晩、終電近くまで、必死で仕事をしています。それは想像を絶する体力勝負の世界でした。そして驚くことに、それほど過酷に働いていながら、仕事が大変だと文句を言う職員がいないのです。これが実に不思議なくらい、見事にそうなのでした。

このような働き方にふれて、私は出向当初から「毎夜毎夜、こんなに遅くまで仕事するなんて、奥さんたちはよほど辛抱しているに違いない」と感心するばかりでした。これがだめなら次、それが終わったらまた次、と常に前向きでへこたれない。このような姿勢は、すぐに自信をなくしてしまう私からすると本当に不思議で、なぜそんな風に平静を保ち続けていられるのだろうかと思っていました。

しかしそれも当たり前になって、職場のみんながそうなのだとわかってくると、疑問にも思わなくなるものです。出向当初のバッシングが、仲間と認めてもらう前の洗礼だったとすると、その後の仕事を通じて実感した仲間たちの働く姿は、実にパワフルで、私はここで改めて、無心で物事に向かう姿勢を教えられ、仲間への揺るぎない信頼感を持ちながら仕事をする充実感を教えられました。

こうした職場の中で最も過酷だったのは、やはり診療報酬の改定作業です。

社会保険の中でも三十三兆円を超える莫大な費用のメニュー品目を決め、その規格を定め、価格を設定していく作業に関わるのですから、その業務に携わっている期間は、普段の生活から隔離された状態となります。 これが確定すれば全国の保険医療機関で提供される保険診療のすべてがそのルールに則っていくのです。改定作業の過程で使われたデータや資料はすべて未確定情報なわけですから、例えメモ紙一枚であっても外部に流出させることはできません。 だから作業の実働部隊が職務に従事する場所（通称、作業場）は、省内の職員たちにはもちろんのこと、各々の家族にさえも教えてはならない決まりになっています。

作業が本格化したのはちょうどクリスマスの頃。今年はどこのケーキを食べようか、プレゼントは何にしようかなど、一年で最もウキウキするシーズンに、私たち作業場の面々が心配していたのは、インフルエンザ予防接種をいつ受けにいくのかということでした。なにしろ、一人が感染すると全員に危険が及ぶし、作業も止まってしまいます。

さすがに元旦は仕事をしないこととなりましたが、そのために大晦日から明け方までぶっ続けで仕事をした朝（つまり元旦…）、タクシーの走っていない路上を眺めた時は、少しさびしい気持ちにもなりました。

日曜ぐらいはゆっくり出ていこうと思っても、昼前には電話がかかってきます。「今日は夜十時から拡大会議をするから、それまでに資料よろしく！」と言われれば、遅くても夕方には作業場に詰めて資料づくりを始めなければなりません。週二回の頻度で開催される中医協の会議資料は、こうしてぎりぎりまで議論を重ね、その進捗に沿って何度も推敲した上で確定していきますから、印刷用の最終原稿は『当日の朝五時迄に登録する』といった調子で毎日が綱渡り、時間との勝負です。

朝九時過ぎから始まる中医協の審議には、多い時で四～五百人もの傍聴者が入るのですが、こうしたときに会場で配られる資料は、刷りたてアツアツというぐらいに新鮮でした。

幸せは胃袋から　～一人はみんなのために・みんなは国民一人ひとりのために～

こんな労働環境ですから、とにかく一人でも倒れたらアウト。自分が体調を崩さないことはもちろん、みんなが無事に春を迎えられることが何より大切なことでした。

外食は手軽でよいけれど、食材は似通ってくるし、外に出て菌を持ち込まれても困る。その日の仕事の進行によって食事をとれる時間もまちまちで、時間的なゆとりもない。

そこで…むずむずと湧いてくるのは、例の使命感です。

幸い作業場の置かれた建物にはキッチンがありましたので、私は勝手にお給仕係をすることに決めました。作業場に常時詰めていたスタッフはせいぜい二十人足らずなので、料理の腕は別として、自分の食べるものをちゃちゃっとつくるとき、量を少し増やせば、みんなで一斉に食事を済ますことができるかな、と思ったからです。

体の温まるもの、ビタミンを補給できるもの、ちょっとは季節の行事を感じられるようなもの…。一日に一回、夕食だけは、だいたい決まった時間につくりたてを胃袋に入れるようにする。せめてそれぐらいのペースメイクなら、無理なくできます。

とにかく改定作業が終わるまで、逃げ場はないし、本当に細かいところまで一つ一つ決めてゆく作業は、チームワークで乗り切るしかありません。もう疑問を差し挟む余地はなく、合宿生活が始まっているのですから、ラグビーにゆかりのない私でも、自然とオール・フォー・ワン＆ワン・フォー・オールの精神が湧いてきます。

お互いを頼り大事にすることが、結果につながっていくのだということです。

そして鉄則は、作ったら一回ごとの食べ切りとして、残りをストックしないこと。

そもそもかなりの緊張下で長時間連続して頭脳労働を続けているわけですから、消化機能も弱り、免疫力も低下しているはず。『若さ』で乗り切れる状況はとうに超えています。

家と作業場の移動でさえ、風邪をうつされないよう持ちこまないよう、外ではみんなマスクをし、作業場に入る時は手洗い励行。室内は加湿器と空気清浄機で感染予防を図っていました。こんな環境下なのですから、もしも食事でお腹を壊してしまうことにでもなったら、それこそ取り返しのつかない事態です。

また、無理強いしないことも大切でした。新婚ホヤホヤの職員もいますし、疲れているときに気が進まないものを我慢して口にすることになれば、それこそやる気も半減します。

こうしたことを暗黙のルールとして、夕方六時から三十分を賄いタイムにしました。作業場を離れ、大きなキッチンで鍋をふるう時間は、オーバーヒート気味の頭を冷やす機会にもなっていました。長時間のデスクワークからも解放されますので、私自身は気分転換しながら楽しく改定作業を行うことができました。

ご飯と具だくさんスープ、大盛りサラダ、それに魚や肉などのおかずを一～二種類、ふりかけや明太子など塩気のものがそろえば、多少の好き嫌いがあっても、大変なごちそうです。

厚生労働省に勤務するようになってからは休暇の予定を組むこともままならず、もっぱら我が家の台所周辺が憩いの場になっていたのですが、残念ながらこの時期は、手の込んだ料理をじっくりコトコト…という贅沢はできませんでした。

それにしても、米を買いに行く余裕がなくなったとき、若手のイケメン・ドクターが、寒空の下、無洗米を二十キロも仕入れてきてくれたのには感激しました。「よくまあ見つけましたね。こういうものがあるなんて知らなかった！」というと、彼は「これなら洗う手間が省けますから調理が楽でしょう。店員さんを呼んで聞いてみたら味もいいということだったので、こっちを選んだんです」と答えました。

この温かい心遣いがうれしくて、おかずをもう一品奮発したくなったのを覚えています。

こうした戦場のような合宿生活の先に、世紀のマイナス改定が実現しました。

さようなら、厚労省

これまでの一人の働き手としての歩みを振り返ってみると、臨床も、地域も、研究も、教育も、行政も、みなバラバラに存在するものではないな、とつくづく思います。それぞれの組織や立場での働き方の違いは、果たすべき役割や機能の違いでしかありません。

社会保障は人々の暮らしを支える社会全体のセーフティ・ネットですから、それにかかわる者たちの仕事というのは、第一線で何が起こっているのかをしっかり自分の目で見て課題を感じとり、これからどうすることが必要なのかを考え、仲間とともに実現可能な道を探ってゆくことの積み重ねです。その循環をより効果的にしていくには、臨床も、研究も、行政も、手を携えて知恵を出し合うことが必要なのだとつくづく思い知らされます。

そして二十年、三十年先の日本を思うとき、その気持ちはますます強くなります。とくにこれから訪れる超高齢・多死社会を見据えた「看取りまでの在宅ケア」の在り方は、社会全体のこれまでの発想を少し変えて、限りある「資源」をうまく使うことを基本に据えながら、堅牢な仕組みを整えること。すぐ目の前にやってくる現実的な課題に対して、しっかり応えることができる仕組み、安心して人生の最後を送れる社会保障サービスを実現するには、看取りまでの在宅ケアの「網の目」を整えることが必要です。

厚生労働省の中で、まるで「お仕事の妖精」のような方々と一緒に働かせていただいたことによって、私は今更ながら、お互いの信頼関係の下で生じる組織の安定感を知りました。それを土台にした激しいバトルも、同じ目標を達成する仲間ならではの戦いの場面ですし、そうした積み重ねがあるからこそ、さらに磨かれて揺るぎない仕組みが形作られていくのです。(ただし、それらが完璧かと問われると…)

中央省庁の中で、国民からダイレクトに意見が寄せられ、もっとも痛烈に社会の批判を浴びるのは厚生労働省です。なぜならそれは、人々の健康と暮らしそのものにかかわる社会保障の行政を担っているからです。

時代とともに暮らしは時々刻々と変わっています。人々が生きている限り、社会のあり様もめまぐるしく変化しています。社会保障の仕組みもその息遣いに合わせるように、その時々の生活実態に焦点を当て、柔軟に形を組み替え、生活者のニーズに合う形に先手を打って創り替えていくことが求められるのです。ですから、もしそのタイミングが遅れたり、判断を誤ったりすると、それによって直ちに国民が甚大な被害を受けることになる。この危機感・緊張感を常に持ちながら任務に当たらなければなりません。

互いに信頼できる関係性の中でこそ、人は最大限の力を発揮できるのかもしれません。親子でも夫婦でも、友人でも会社でも、いうならば社会全体においてもお互いを信頼する感覚を持ち、それを土台にして、各々の特技やアイディアを活かしていけるようになれば、今社会に潜在するパワーは、ぐんと大きく社会を元気づけるパワーになっていくのではないでしょうか。一般的には、信頼していない相手に、文句を言ったり、何らかの要求をしたりはしないはず。その役割を認め、期待するから声も大きくなるのです。

そして大事なことは、こうした願いや欲求を一方通行で処理しないこと。「なぜそれが必要か」「それを実現するにはどうしたらよいのか」「具体的に自分には何ができるか」「あなたは何ができるか」という双方向のコミュニケーション機会をつくることや、自分の事として様々な問題の解決策を検討してみることが、お互いを信頼して伸ばしあっていく環境づくりに役立つのではないでしょうか。

こうした切磋琢磨ができるという恵まれた環境に感謝をする一方で、私はなぜか、社会が少しずつ寂しさを増しているような感触を持つようになりました。食の不安、偽装の問題、無差別殺傷事件の数々。みんな一生懸命生きているというのに、日々の暮らしには、急速に心配ばかりが募っていくような閉塞感を感じました。未来への夢や希望はもとより、今日・明日のこと、生活の足元が不安定というのは、何より心細い。

そうした気持ちが払しょくできなくなってきて、私はまた、働き方を変えることになりました。そろそろ社会のために生きる力を守るために働くという原点へ立ち戻って、一人一人の働き手が元気になるような仕事がしたい。きっとそうすることが、これからの社会をもっと明るくすることに役立つのではないか、と思ったのです。

心の声が聞こえたら、もう行動するしかありません。

平成二十年三月、桜が満開の霞が関を離れ、私は新しい挑戦を始めることになりました。一人じゃないから、きっとやれる。看護の仲間が一人でも多く、明るい笑顔で活躍できるようになっていけば、これから先の社会を強く明るく照らしていける。そのために、今の私にできることを、迷わず黙々と実行していきたいと思っています。

ここからは少しトーンを変えて、ちょっと先をどのように暮らしてゆきたいか、そのためにはどんなことに挑戦することが必要となりそうか、具体的に考えてみたいと思います。

私はかねがね「今日も無事に終えることができた」と感謝して眠りにつき、昼間は「よしやるぞ！ 今日は何が起こるかな」という興味や情熱が湧いてくるような生活がしたいと望んでいます。例えばそれを十年、二十年先にも実現していくには、今から自覚し、取り組んでいかなければならない課題があります。

そうした事柄をいくつかとりあげて、これからの挑戦を始めていこうと思います。

第六章

成熟社会をつくる看護力

～超高齢・多死の時代をケアする～

【'97　介護保険法の成立を前に】
保険・医療・福祉の枠組みを超え
自分らしく生きることのできる地域づくりを
目指します。

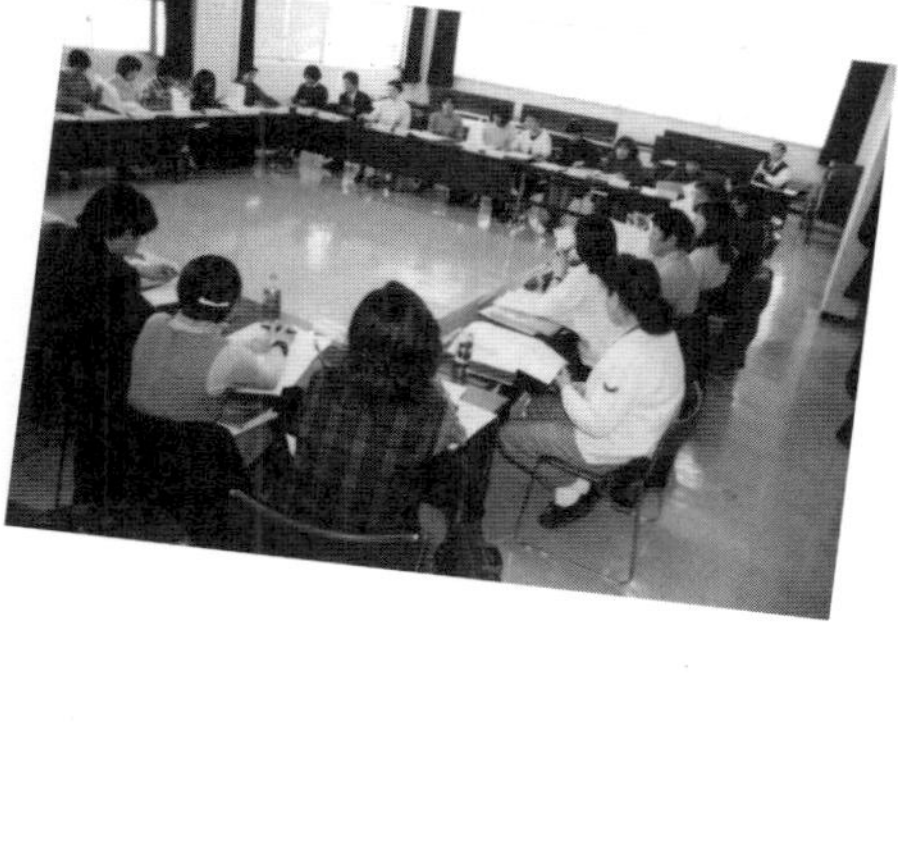

畳の上で死ねない!?

「あなたご自身が治る見込みがなく死期が迫っている（六か月程度あるいはそれより短い期間を想定）と告げられた場合、療養生活は最後までどこで送りたいですか」という質問に、六割を超える国民が「自宅で療養したい」と回答しています。（平成一九年度終末期医療に関する調査、厚生労働省）しかし、現実的に自宅で最後まで療養できると考えているのは一割以下です。それが困難だと考える理由は、家族に負担がかかる、症状が急変した時の対応に不安がある、経済的に負担が大きいことなど。

同じ質問で医師の三割、看護師の四割が自宅で最後まで療養できると答えています。しかし本音では、介護してくれる家族がいない、二十四時間相談に乗ってくれるところがない、訪問看護体制が整っていない、と考えているようです。

これを言いかえると、もし介護力が十分で、二十四時間相談体制、訪問看護があれば在宅療養は普及する。けれども今、それが足りていないから、家での看取りが実現できないということです。

毎日第一線で診療にあたっている医療従事者でさえ、このような認識なのです。健康に不安がないときには「家で療養したい」と希望していたにしても、いざそれが現実となったとき、多くの場合は、まず病気を治すことが大事だからと、病院に入ることを考えるでしょう。

ましてや病は突然やってきます。何の心積もりもしていないときに深刻な状況が判明したなら、こうした経験をしたことのある知人やその分野に精通する誰かの手助けなしに、ご本人や家族が、家での療養体制をささっと整えるのは、至難の業だと言えます。

ちゃんとした受け皿があって、いざという時にはすぐ相談に乗り、速やかにその家庭にあったサービスを紹介してくれるとか、これから先の療養の見通しについて説明し、それに必要な事柄を具体的にその都度アドバイスしてくれる。そういう支えがないと、家での療養をリアルにイメージすることができません。誰でも初めての出来事、経験の乏しい事柄には苦手意識が働きますから、一度知れば簡単なことであっても、とても難しいことのように感じたり不安になったり、二の足を踏むのが当たり前です。

その一方で、誰しも風邪やケガなどの不調は日常的に経験していますから、ごく自然に「具合の悪い時は医者にかかる」ことが身についていますし、無意識のうちに「病気は治るもの」という感覚を持っています。ですから、病気や症状が消えてなくならないことを前提にして、今のその状態を維持することや症状と折り合いをつけて生活していくことを納得するのはとても難しい。ましてや自分や家族の死が現実にやって来るというのは認識しにくいものですし、信じたくない。同じ答えしか返ってこないとわかっていても、場所を変え、相手を変えて何度でも質問を繰り返して確認したくなるし、できれば違う答えがほしいと思うのが心情です。

医療機関にとどまることで生き長らえることができるかもしれないという一縷の望み、ごく自然な心の動きは、次第に、ここならばきっと救ってくれるに違いない、ここしか頼れるところはない、という確信めいた気持ちにつながっていく場合もあります。そうなると今度は手放しで、医療機関にいれば安心なのだとどうしても錯覚しがちです。

こうした前提のもとでこれからの療養生活を考えようとすると、むしろ不用意に「家で療養します」と言ってしまうことの方がはばかられる心境になる。明日から放り出されてしまうのではないか、いざという時に入院できないのではないか、急に悪くなったら困る、親戚に何と言われるかわからないなど、様々な思いが次々と頭の中を駆け巡っていきます。

今、実際に家で亡くなる方の割合は、全死亡の一割を少し上回る程度です。この数値をみますと、どうやら国民の意識の方が、実態をよく表しているようです。

急性期から、変わらなきゃ

私はいずれ、日本の急性期医療の概念について、考え直す必要が出てくると思っています。例えば米国カリフォルニア州の場合、急性期入院病床の看護配置は「常時四対一以上」です。これは二十四時間どの時間帯を見ても四人の患者に一人以上の看護師がついているということ。つまり、そのくらい手厚いケアを必要とする状態の方々の加療する場が急性期病床なのです。

しかし、日本はようやく「実質七対一」を一般的な急性期入院の最高水準としたばかり。しかもこれは、常に七人に一人というのではなく、一日あたり実際に勤務する看護職員の数がその水準を上回っていればＯＫという意味で、昼夜の配置などは、病棟の実情に合わせて傾斜配置してかまわないという考え方です。

米国の医療は行き過ぎという指摘もありますから、すべてそれに倣う必要はないわけですが、例えば、全身麻酔下で手術をした場合であっても特に問題がなければ数日以内に退院するのが普通です。日本でも療養病床以外の平均在院日数は徐々に短くなってきて

いますが、それでも平均三十四・一日です。（平成十九年病院報告）
さらに都道府県別にみて、最も平均在院日数の長い自治体と短い自治体の間には、約二倍もの格差があります。病床の種類別では、感染症病床九・三日、一般病床十九日、療養病床百七十七・一日、精神病床三百十七・九日です。

必要な医療なら適切に利用していただけるように整えればいいわけですが、私が提案したいのは、これから医療が一層高度化・煩雑化していく中で、何を急性期医療サービスと位置付けるのかをそろそろ明確にするべきだということです。

現在、医師不足の声が急速に高まっていますが、日本の医療は、医師一人に対して看護職員五〜六人で働くというバランスのもとでようやく成り立っています。

医師だけが足りないから残業をしているのではなく、医師だけ過労死しているのでもありません。今の医療提供体制を見直さないままに、例えば医師を一・五倍に増やすというのであれば、自ずと看護職員も相応の比率で増やしていかないと、現在の診療すらままならなくなる可能性があるということです。

この看護職員数ですが、ＯＥＣＤ（経済協力開発機構）のヘルスデータによると、人口当たりの就業数で、日本は欧米諸国と比較しても遜色ない数値に達しています。しかしそれを、ベッド数あたりで比較しなおすと、途端にドイツ、フランスの二分の一、イギリス、アメリカの四分の一の薄い配置となるのです。また、地域で働く保健師や訪問看護師の数は、それ自体が著しく少ないことが分かっています。

医療機関への収容に偏重してきた日本の医療提供体制を真摯に見直し、そもそもの入院加療とは何かを改めて整理すること、そして十年後二十年後の日本、これからの人口構成と国民ニーズに合う安全かつ確実な医療提供体制を、しっかり再編成することが今、急務であると考えます。

そのとき自分はもういないだろうから、というのは理由になりません。次の時代を担う子供たち若者たちに、少しでも安定した社会をバトンタッチしていくことが現役世代の役割なのですから。これは誰かがやるだろうと責任を放棄するのではなく、一人でも多くの大人が関心を持ち、自分の事として考えていくことが重要だと思います。

医療と介護をつなぐ

出来る限り家で過ごしたいと願っていても、実際にはそれができない、このギャップを確実に埋める手立てを打って、素朴な願いをかなえてゆきたいものです。

そのとき、先の用意を整えないままに、ご本人たちが希望しているのだからどんどん退院を進める、というのでは却って不安ばかりが募る結果となり、逆効果です。結論を急ぐのではなく、それを可能にできるような有効な策を、戦略的かつ合理的に講じることが求められます。

さて、日本は諸外国と比較して人口当たりの入院病床数が非常に多いこと、つまり施設収容医療に重点が置かれていることがよく知られています。

直近の調べ（平成十九年医療施設調査、厚生労働省）でも、ベッド数は全国でおよそ百七十八万床に及んでいます。このうち病院の入院病床は約百六十二万床で、一日あたり平均すると百三十三万人がここで治療しており、毎日三万九千人ずつが退院しています。

ひとくちに入院病床といっても、病院のベッドには、急性期の治療を担う一般病床や比較的長期に治療を行う療養病床、精神病床、感染症病床、結核病床などの種類があり、それぞれに部屋の広さや廊下の幅、配置する医療職の種類と最低人員が決められています。

このなかで一般的に入院医療という場合には、急性期の治療を担う病院の一般病床数を指すことが多いのですが、その数は今、だいたい九十一万三千床です。

また、比較的病状が安定し長期の療養が必要な要介護認定の方々については、医療保険とは別に、介護保険法に基づく様々な施設系サービスを利用できることになっています。

代表的な介護保険施設の最近の利用状況は、介護療養型医療施設（平成二十三年度末までの間に介護療養型老人保健施設などに転換予定）の利用者数が約十万五千人、介護老人保健施設（通称、老健）の利用者数が約三十一万六千人、介護老人福祉施設（いわゆる特養ホーム）の利用者数が約四十二万人です。

ここで、老化に伴う心身の生理的な変化と複数の傷病を持った状態で、最も苦痛の少ない療養生活を考えようとすると、単に医療か介護かという紋切り型の議論だけでは、うまくそのニーズに対応しきれないということに思い当ります。いわゆる急性期の医療でもなく、終の棲家でもない、いわばその中間に当てはまるような時期の、少し緩やかな療養支援が今の社会保障サービスには乏しいのではないでしょうか。

できれば最後は自宅で迎えたいという「六割の希望」を満たすもの、それがまさにこれからの社会が必要としている公の保障なのではないかと思います。

具体的には、現在よりもっと地域に開かれ柔軟な利用ができる老人保健施設、必要なときに確実に利用できる訪問診療と訪問看護など、尊厳ある死を迎えることができる多様な看取りの場を整えていくこと。そして、これらのサービスを二十四時間しっかりとつなぐ機能を置くこと。同時に、それらがつつがなく動くための所定のルールを決め、複数の職種が上手に役割分担しながらチームで動けるようにすること。そして何より、ご本人と家族がそれら様々なサービスのいずれを利用するにしても、自分らしい・自分たちらしい暮らしが分断されないこと。

入院医療、在宅医療、居宅介護支援、施設介護支援のいずれにおいても、本人・家族の意思と生活を中心とする組み立てを意識していくことによって、自ずと、希望と現実のギャップも埋まっていくのではないでしょうか。

退院後の在宅ケア

平成十八年の就業看護職員数百三十三万三千人を勤務場所でみると、その八割以上（百十二万五千人）が病院・診療所等の医療機関に勤務しています。この他に、介護保険サービスに従事している看護職員はおよそ十三万八千人、地方自治体の職員として保健所や市町村保健センター等に勤務する看護職員が四万一千人、会社の人事部や健康管理室あるいは学校養成所等の教員その他に従事する看護職員が二万九千人という分布です。

これから先、今はまだ十分に整っていない、いわゆる医療と介護との中間に位置するようなサービスを、既存の施設を離れてそれぞれの住み慣れた家に近い雰囲気で、きめ細かく行き届くようにする。それを具体化するためにまず必要なのは、医療機関内で働く現役の看護職員が、医療機関以外での療養生活について、実体験を積むことです。

ケガや病気を治すために入院するといっても、そこに滞在する時間は、一人の生涯に費やされる時間の長さからみれば、ほんの一瞬です。医療機関は治療をするために設えられた建物であり、その施設内では様々なスタッフや器械が効果的に機能するようシステムが整えられています。ところが一歩街へ出ると、道路や駅・商店は、そこにいる人が暮らしやすいようになっていますし、家の中は、日々の暮らしそのままの姿になっています。

極めて短期間のうちに効率よく治療が済んで退院しても、傷を癒しながらの生活、歩行訓練をしながらの生活、職場復帰のための体力回復を待ちながらの生活というように、今度は暮らしの場で、自分の力で、本復にむけた体調管理を行うことが必要になります。

家に帰ったからといってすっかり調子が戻ったわけではないのですが、往々にして家事や育児、公共料金の支払いなど、入院前にやっていた家庭の中での役割は、その人がして当然と思いがちですし、自分でもすぐに前と同じようにしようとするものです。しかし例え数日でも、例え小さな病気でも、入院医療の場で治療中心の二十四時間を過ごした後というのは、回復または適応までに相応の期間を持つことが必要となります。

入院していれば、朝は決まった時間に起こされ、食事も決まった時間に運ばれます。薬も検査も回診もすべて向こうからやってきます。夜は決まった時間に消灯されます。つまり治療のために、日常の習慣や生活行動から一時分断されているわけです。またその間に、自分の体力がどのように変化しているのかということも、実感としてわかりにくくなる。行動範囲は主に病棟の中だけとなりますし、余分な刺激から離れて治療に専念するのですから日々の生活で感じている緊張感からは解放されています。

このため、退院直後の数日間は、少なくとも「その病状や体調で過ごす初めての我が家」となる。こんなはずじゃなかった、と思うことも、しばしば起こります。薬を飲み忘れたとか、ガーゼ交換の仕方が分からなくなったなど、療養上のこと。味噌汁の味付けが違うとダメ出しされたり、風呂の水を出しっぱなしにしたり、階段を上ることができず子供におやすみなさいと声をかけることができなかったりという日常生活上でのこともあります。

こうしたときにこそ、一人ひとりの生きる力を支えるプロが、しっかりお役にたてるよう働くことができるはずです。

入院中から、「今この方が家に帰ったらどのようなことが起こるだろう、それではあらかじめどんなことを準備しておくとよいだろう、誰に協力してもらうといいだろう」といったことを予測し、具体的な対応策を一緒に整えていく。そして退院直後の心身共に不安定な時期には、医療機関を飛び出して、次の療養の場へ出向いて安全に在宅へ移行できるよう支援する。そしてその先は、訪問診療や訪問看護など身近な在宅ケアの担い手へバトンタッチする。

もしも近所の病院で、看護師がこのようなサービスをしっかりしてくれるのなら、治療していううちに退院先の準備ができるのだから、家に帰ることの緊張感や、退院直後の取り残された感じ、在宅での療養生活のジレンマも、その都度・その場で、解決できるようになります。

こうした機能のことを一般には「退院調整」と言いますが、全国の医療機関の看護職が、そこまで責任を持って退院調整の機能を担っていくようになれば、自ずと大きな病院のケア担当者と小さな在宅ケア機関とが顔と顔でつながるようになります。一人の生活者を通して、地域内にある複数の機関が目に見える動きをしていくわけですから、このことは利用する地域住民にとっても、一層その医療機関への信頼感が高まるという効果を発揮します。いざという時にはあそこを使おう、あの人に相談しよう、という頼れる口コミは、そこに住む者なら誰でも記憶にとどめるでしょう。

安心して老いや病に向き合うためには、病院の中だけでなく、多様なケアの受け皿のあることが必要です。そして、それらをつなぐのも看護のプロの大事な仕事なのです。

多死社会を支える「看取り」

退院調整の機能を充実することは、看護職が医療機関以外での療養生活について研さんを積み、地域内のケアネットを強化することにつながります。それによって、少しずつ訪問看護への理解も進むでしょう。

なぜここで訪問看護にふれたのか。それは、十年後二十年後の日本の看取りを支える制度だからです。

平成十九年人口動態統計によると、一年間の出生数はますます減って百九万人を割り込みました。その一方で、死亡数は百十一万人に迫る勢いです。日本の人口は少子高齢を超え、すでに減少の時代に突入しています。これからは、六十五歳以上人口の割合がさらに高くなり、いよいよ生産年齢人口がぐんと少なくなっていきます。子を産む人口そのものがさらに減少していくのです。

平成十八年十二月に公表された将来推計では、今から三十年後のピーク時には年間百七十万人が亡くなるとされ、日本の総人口は八割程度まで減少しているとの見通しです。

同じ地球上では今年、世界人口が六十七億人を超え、もはや地球は人口爆発の危機を迎えているといわれているのですが、我が国の人口は主要先進国の中でも際立って特徴的な推移をしています。

では、このような人口減少・多死の超高齢化社会を明るく支えるには、どうすればいいのでしょう。

私たちはどうすれば、次世代に夢と希望のある社会を渡すことができるのでしょうか。

現在は、全死亡のおよそ八割を医療機関の中で看取っています。しかしこの先、ますます医療が高度化・煩雑化し、急性期医療の現場では年齢に関わらず、徹底的に手を尽くすことに一層の重点が置かれていくでしょう。いわゆる入院医療は、治すことに集中する場としてますます専門的な医療技術の精度・質を高めていくでしょう。それに伴って、入院医療はこれまでのように、長く療養した上で最後を迎える場所として活用することには適さなくなります。

一方で、全国に五千七百十六施設ある特別養護老人ホームですが、こちらは約四十万床の定員に加えて、現在でも、常に三十万人程度の待機者がいるとされています。さらに入所者の六割は医療機関から直接か、もしくは介護老人保健施設を経由して特養ホームへ送られており、その六割がそこで亡くなり、残る三割はまた医療機関へ退所しています。

これでは、どんなに介護が大変な状態に陥っても、家から特養に入るのはまず不可能です。ようやく入所できても状態が悪くなると救急車で病院へ送られ、具合が悪くなると特養は看取りのケアをしてくれない、ということになってしまいます。

要介護状態となってから亡くなるまでは、一年を超えるケースがほとんどです。となれば、この状態があとどのぐらい続くのか、家族のライフスタイルに合わせて柔軟に使えるサービスはないのか、家族は毎日悩みながら療養生活を支えています。

家族にとってかけがえのない一人ひとりですから、その場が家であれ、施設であれ、大きな違いはありません。もちろん、細かく言えば家族の長い歴史の中でお互いにできた溝や消すことのできない苦い思い、その家族ならではのコミュニケーションもありますから、感情的な対立に直面する機会も多くあります。しかしそうでなくても、例えば夏休みも冬休みも義務教育の期間も超えるほど長く介護状態が続くということは、お互いにそれなりの不都合や我慢を生じさせるものです。最初は色よく判を押してくれた介護休暇の届も、上司の顔色を見るとだんだん出しづらくなってきます。
このように、否応なく出てくる説明のつかない不平等感や先行きへの不透明感と、家族の絆・家族への思いやりとは、同じ心のなかでもやや次元の違う層に存在しているように思います。ときに途方もない長さにも感じられるこの介護期間を、ご本人や家族がどのように乗り越えて、納得の看取りまでたどり着けるか、そのことの方が大切です。

少なくとも二十年後に人生の終末期を迎え始める私たちの年代は、自分だったらどんな場所で、どういう形で、自分らしい生き方を全うしたいかを具体的にイメージし、今から準備をしていかなくては！　と思います。生まれる数より亡くなる数が圧倒的に多く、働く現役世代も少なくなっている時代に、どのように納得できる最後を迎えるのか。そのことを真剣に考え、行動を起こすには今がチャンスなのです。

今後、今と同じぐらいの方が施設内で亡くなるとしても、およそ五十万人分の新たな看取りの場と看取りのケアが必要になります。これを全国の都道府県で均等に整えるとした場合、一つの自治体で一年間に一万人余計に亡くなることを見越した対応体制が必要になるのです。その時に、新しく建物をつくるのか、新しい人材をどんどん養成して投入するのか。高度経済成長の頃ならいざ知らず、経済が伸び悩み、生産力そのものが縮小していく中で、現実的かつ効果的に対応策を講じていこうとすると、答えは一つ。今ある資源を有効に活用することでしょう。中でも人材は、貴重な社会の資源です。その一人ひとりが有効に機能できるように、不合理な制度は改める、必要な制度はしっかり議論して組み立てる。そうすることがきっと、この先の社会を明るく支えます。

地域開発に取り入れたいケア・サービスの拠点

個人が尊厳を保ちながら最後を迎えられるようにする。そのためには不動産・住宅産業、都市開発政策の果たす役割が極めて重要です。これまで医療従事者は、「保健・医療・福祉の連携」を呪文のように繰り返してきました。世界最速のスピードで進む高齢社会化に対応するため、もとは所掌の異なる独立した領域だったものが垣根を取り払ってチームワークで乗り切ろうとしたのでした。しかしどうやらその呪文も、それだけではそろそろ効き目が薄くなってきているようです。これからは、社会のあらゆる産業領域と手を組んで、いよいよ社会全体で、社会保障の成熟した姿を創っていく時代に入ってきたと思います。

いずれ誰かがやるだろう、物好きがきっといる…そんな他力本願の姿勢だと、家族の一人でも調子を崩したら最後、家族の生活が暗く不安な社会となってしまう。それでは日本社会そのものの存在が危うくなるという危機感を、私は持っています。

ところで最近は、マンションの着工前に医師を対象とする説明会がしばしば開かれていることが世間でも知られるようになりました。医師不足と騒がれている中、病院の勤務医には、こうした業者からの勧誘や「経営コンサルタントお引き受けいたします」というセールスが、ひっきりなしにあるようです。つまり、独力でやるよりコストや集客の面で条件の良くなるマンション内での開業をしませんか、というお誘いです。

子供が生まれてそろそろマンション購入をと考えているサラリーマン世帯では、確かに、居住棟の一階に内科クリニックがあったら便利だと思います。

しかしそれで事足りるでしょうか。

子供がかかるのは小児科、しかも熱を出すのは決まって休日の夜になってからというように、病気は時と場所を選んではくれません。妻が妊娠したら、近くにほしいのは安心してお産ができる施設です。高齢で節々が痛い時には接骨やマッサージがほしくなります。診療科以外のことについては断られることが多いわけですから、往々にして生活上必要となりがちな診療の融通は利かない場合が多いのです。このようなところで、要介護状態になったら、どのようにして療養生活をすればよいのでしょうか。

日常の生活の場へ、医学的知識のある者が、定期的に訪れて、状態を観察し適切に判断・対応し、必要なアドバイスをくれる。療養の場を衛生的に整える。病状を医師に連絡し、必要なら診療を頼む。そういうサービスがあったら、療養している方は、居ながらにして調子を見てもらえるということにどれだけの安心感を得ることでしょう。

仮に介護度は低いけれども一人暮らしで、足腰が弱っているところへ、夕方から急に熱が出てこのままでは死ぬかもしれないという気分になったとき、救急車を呼ぶしか命綱がないという療養生活は、どれほど不安でしょう。

大切なのは、「生活の場へ安心の医療の目と手をお届けする」という感覚です。あればよい、というのなら、監視カメラでもテレネットでも効果は一緒といわれるかもしれませんが、フットワーク軽く、二十四時間いつでもこうしたケアが行き届くということが、これからの社会には必要です。人間はコミュニケーションの動物なのですから。しかもお年寄りは症状の発現が緩慢で、はた目からは体調の変化が分かりにくいうえ、ご本人はぎりぎりまで我慢をする傾向があります。だから大体声を上げようとするときには、すでに声すら出なくなっているぐらいに悪化していたりするのです。その手前の段階で早期に、的確に対処できなければ、どうしてもダメージが大きくなります。悪くなるのに時間がかかるのと同じように、お年寄りは一度調子を崩すと、普段は出ていなかった余病が顔を出したりと、もとの調子に戻るまでにも時間がかかるのです。

高級マンションの周辺ばかりでなく、どこの町にもある低所得者向けの住居にも、こうしたサービス拠点が必要です。そのサービスを必要とする方の近くに、拠点を置くことにより、状態の悪化を防いだり、早めの対応で不測の事態を回避することもできます。

近年では救急車の搬送件数が非常に多くなっており、その中でも比較的状態が軽くて自宅で療養している高齢者の割合が急増しています。やはりそれしか手がないから、使うのです。そして病院へ搬送されると、大概は数日から二週間の入院となってしまいます。緊急車両を使用し、所定の医療費を使うわけです。もちろんご本人は、少ない年金の中から、自己負担額を支払わなければなりません。

しかしご本人の負担はそればかりではありません。症状が安定し数日経って家に戻ったあとが問題なのです。少し前に書きましたが、入院医療の病棟は治療を最優先する場ですから、各々の生活のペースを待ってはいません。食事も薬も消灯も、それぞれの病棟のきまり通りに二十四時間が動いています。寝床も、医療従事者がケアしやすいよう、普通よりも高さのある柵付きベッドが使用されています。

そうした入院生活を終え、ようやく家に帰って安堵した途端、何だか調理が億劫、薬を包みからうまく出せない、起きだす気になれないという具合で、ぽつんと放り出されたような気分になる。暇さえあれば、なぜ自分はこんなに弱ってしまったのかと繰り返し思い悩むようになり、家での生活に自信をなくしてしまうこともあるのです。これは一人暮らしに限らず、ご家族と同居の高齢者からも、しばしば聞かれることです。

もしもこのような予期せぬ在宅療養の中断を防ぐことができれば、医療費を削減するという大義名分を振りかざすまでもなく、少し体の弱った高齢の住民のＱＯＬ（生活の質・Quality of life）を確実に、ぐっと高めることになるはず。少ない投資で、住んでいる人の生きがいや幸福が増すのなら、こうしたところに財源を投じる判断だって自信を持ってできるのではないでしょうか。

医療を賢く活用する生活術

やはり、医療に対するもともとの発想を変える、ということに、そろそろ気がつくべきときを迎えているように思います。

医療だって聖域ではなく、普段の暮らし、生活者の視点で必要なサービスは何か、という地に足のついた思考をし、議論を戦わせていくことが必要です。そして利用者も、保険料を支払っている以上、それを賢く使う術を身につけることが求められます。

例えば、具合の悪い時には仕事を工面して休暇をとり、外来で小一時間待ってようやく診察室に入って数分、次は薬が出てくるまで数時間待つ、という感覚が身についてしまっています。だから働き盛りは、ぎりぎりまで病院にはかからない。よほどのことがない限り、命までは取られないだろう、まだ動けるから大丈夫、と思いがちなのです。

同じように検診でも、がんが見つかる件数は非常に少ないわけだし、自分は元気だから受けなくてよい、と平気を装っています。がんは自覚症状がないから自分で気づけない、しかも早く見つけて治療することが最も効果的だと頭では分かっているのです。それなのに、年に一度のがん検診を受ける行動がなかなかできません。理屈がわかっているのにできないのですから、これは、自分に甘いか、それとも自分の健康は自分で守るという責任を放棄しているか、そのどちらかということになります。

検診費用を捻出するのは大変ですが、これはその先に頑張る自分を支えるための先行投資。いろいろ事情があったとしても、成人したら自分の意思で検診を受ける、それができるようになりたいものです。

例えば、気軽に相談できる場所があって、安心して話ができる相手がいる、しかも秘密は守られる。こうした場所が住宅の共同住居の一室にあり、そこには大概、健康や福祉の専門家がいて対応できるとなれば、生活者はとても安心できます。

空き部屋のある住宅やシャッターの閉まった商店を行政が借り上げて、こうしたサービスを提供するなどの試みが、いずれ近い時期にあちこちで出てくるだろうと思います。

身近なところに安心して相談できる場所があり、そこへ行けば必要なケアが提供されるということは、看護の力が最大限に活用されて、緩やかな着地点まで責任を持ってお世話することを指しています。なぜ訪問診療と訪問看護をいつもセットで書き並べていたかがお分かりいただけるでしょうか。

医師の仕事は診断・治療です。看護の仕事は療養上の世話と診療の補助、私はこれを、「生きる力を支える仕事」と呼んでいます。そして看護職は、自分の業務範囲をよくわかっています。現行法下では、死亡確認と死亡診断書の作成は医師の仕事です。訪問看護を使いながら最後まで家で過ごしてきても、看取りの段階では必ず医師の診療が必要になります。日ごろのケアは看護師がフットワーク軽く足を運び、きめ細かいサービスで支えます。そのときはもちろん医師にも、働いてもらうことになります。

何と言っても数が少ないのですから、いざとなったら確実に診療につないでくれる人が身近にいれば、医師も安心です。だから訪問診療と訪問看護はセットと考えることが必要なのです。

さらには、これからの高齢化がどこで起きるかということも大きなヒントになるでしょう。

これからは、首都圏近郊の人口密集地で、急速に高齢化が進展します。団塊の世代が大量に退職を迎えるわけですから、サラリーマン家庭が多い地域ほど、元気な高齢者のあふれた街になっていくかもしれません。この世代はもともと核家族が多かったので、子供たちが巣立った後は当然のように、ご夫婦だけで住んでいます。その両方が徐々に体力が低下し、何らかの疾患や障害を持ち療養生活を送るようになるのです。途中で独りになる女性高齢者も増えます。

男女ともに一人暮らしの高齢者をどのように支えるか、長期の療養と尊厳ある死をどのようにして実現するのかは、とくに大都市部において、差し迫った課題です。こうした地域では、普段から「療養が必要になったときにどうするか」「どんな形で介護を受けたいか」などの話を事前に具体的に聞いておくことや、状況の変化に機敏に対応できる仕組みを整えておくことが必要です。

都会はご近所づきあいが希薄なもの、と割り切っていられる時期は過ぎました。しかし、個人のプライベートな空間について他人には詮索されたくないし、余計な干渉もされたくはない。そして、高齢になってからの生活環境の変化は極力抑えたい。だからこそ少し元気なうちに、どんなやり方なら、外部からの療養支援を利用したいと思えるか、最後をどう過ごしたいかを言葉にしておく価値があります。いざとなったら納得して、それを使うことができるルール作りをするのは、決して無駄なことではありません。

地域医療の格差　どこにいても安心して年をとれる日本へ

小規模でも訪問看護事業所の看護職員は、フットワーク軽く療養の場へ足を運び、きめ細かいサービスを最後まで提供しています。しかし全国の二分の一の市町村には、まだこの事業所がありません。

訪問看護の制度は医療保険サービスであると同時に、介護保険サービスの一つでもあります。それなのに、家に来てくれる訪問看護事業所がないから病院を出ることができない、どこに連絡すればよいのか誰も教えてくれない、と言われるのが実情です。保険料は支払っているものの肝心の訪問看護サービス供給量が、著しく不足しています。

都道府県別に見た高齢者人口十万人当たりの訪問看護利用者数には、多いところと少ないところで四倍以上の格差があります。訪問看護の利用が多いのは、ダントツで長野県です。そして、訪問看護利用が高い都道府県ほど、在宅での死亡の割合が高い傾向であることも、すでに分かっています。

十人中六人もが家で最後まで療養したいと願う一方で、実際にそれができると思っているのは二十人に一人ぐらいしかいないのだという衝撃のデータ。そして着実に増える死亡数。働き手の数が減る、子供の数も減る。こうした事実を並べていくと、様々な規制を見直し、できる限りの支援策を打って、とにかく訪問看護がうまく機能するように、社会全体でバックアップしていかなくちゃ！ということに気が付きます。そしてこれは、元気な人の笑顔を守るためにも効果を発揮するはずです。

もちろん、事業所の設置数だけが問題なのではありません。二十四時間安定して電話相談に応じ、必要ならすぐに看護職員が訪問する仕組みが必要でしょう。医療保険と介護保険のどちらのサービスを使うのかといった、わかりやすい説明や苦情を受け付ける窓口も必要です。在宅療養のための衛生材料や医用材料などの物品を調達・補給する体制も必要です。家で、地域内で療養するのですから、身近な場に確実にサービスが届くように周辺環境を整えることが重要なのです。これは「多死社会に対応する街づくり」でもあります。

さらに、看護職と介護職がチームで動く体制の充実も大きなポイントです。介護福祉士は日常生活の自立を支援するプロですから、普段の生活で身の回りのことをどのように工夫すると暮らしやすいか、何を代替え援助すれば機能を維持できるのかをよく知った上でケアをしています。

看護師は、心身の健康を守り傷病への対応ができる医療職ですから、上手にお互いの役割や得意分野を発揮しながら、一人ひとりの療養生活を安全に支えることができるプロです。介護福祉士の有資格者数はすでに五十五万人を超えていますが、実際その仕事に就いているのは約半数です。こうした人材、貴重な技術をみすみす眠らせているのは本当にもったいないことだと思います。社会保障の担い手たちは、社会の財産なのです。利用者の視点からみると、その人たちが働きやすい環境を整えることも、忘れてはなりません。

日本の医療保険制度は、誰でも、いつでも、どこでも保険証一枚で医療を受けられることを保障する国民皆保険の体制が取られています。平成十九年度の国民医療費は国民一人当たり二十六万二千円です。これを七十歳以上の高齢者についてみると、一人当たり七十五万七千円。若い年代だけでは十六万円程度です。

角度を変えて、都道府県別の差をみると、平成一八年度の一人当たり老人医療費では、最も医療費が低い長野県は六十八万七千円、最も医療費が高い福岡県は百三万一千円程度で、およそ一・五倍の開きがあります。この数字をみてまさか「福岡には病気の人が多いのでは」などという方はいないでしょう。

実際、長野県は医療費が低くても寿命が長いのですが、それは単に県民の健康度が高いからだけではありません。長野県では、普段の健康行動や疾病の予防対策といった地域保健活動、地域医療の充実に取り組んでいます。こうした地道な活動の積み重ねが「かかる医療費は少なく抑えて、長く質の高い健康寿命を実現する」という成果をあげているのです。

こんなに医療費が違うのなら、高い地域の保険料を上げてはどうかという意見もありますが、例えば医療費が二倍かかる地域の住民は二倍の保険料を支払うというわけにはいきません。もともと各々の所得に応じて負担をする仕組みなのですから、同じ収入であれば、どこに住んでいても基本的な徴収額は一緒です。もしも使われ方に偏りがある、地域の健康福祉政策に優劣があるというのなら、むしろそちらの方を改善すべきなのです。

人も財源も資源には限りがあるのですから、それらを上手に使って長生きする方がいい。本当に国民の健康を守ろうと考え、経済的にも無駄を抑えたいと願うならば、例えば長野県をモデルに、各地で応用編を考えやってみてはどうか、という意見もあります。いいことはすぐに実行するべし、スピード感を持って行動すべし、ということです。

そしてこれからの時代は、言うだけではなくそれを実現することが必要なのです。

第七章

これからの社会保障の担い手

～看護職の育て方～

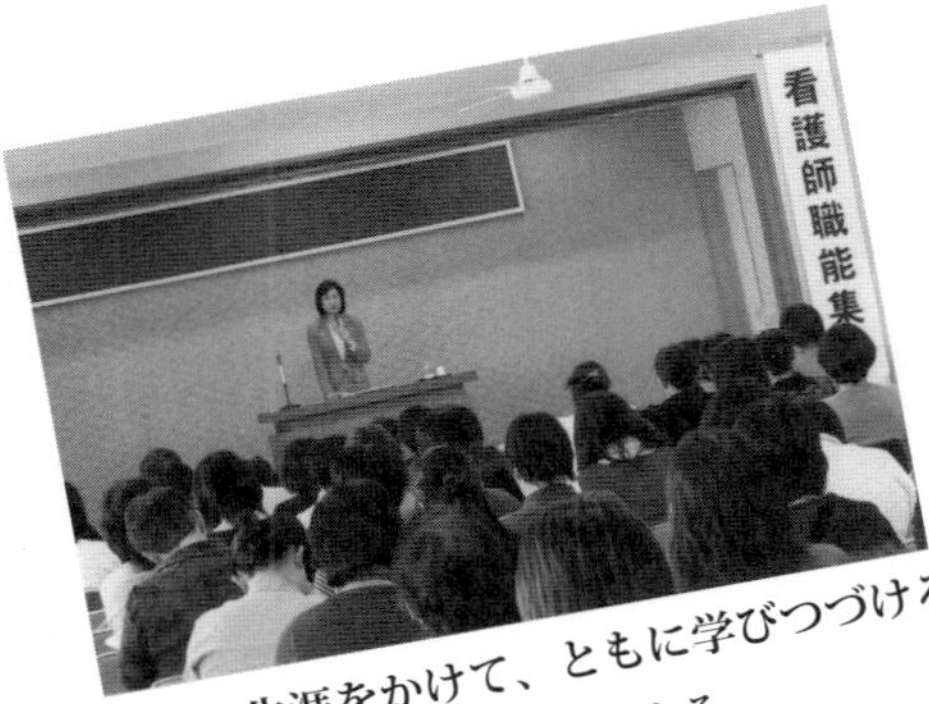

【'08　生涯をかけて、ともに学びつづける】
自らの知恵と経験をクールに語れる
スペシャリストになろう。

社会保障を支える看護の底力

このまま推移すると、五〇年後の日本人口は現在の三分の二ぐらいまで減るとされています。そうなると、この社会を支える社会保障の制度をどうやって堅持していくのか、これは私たち一人ひとりの身に迫った重要な課題です。

特にほとんどの女性の老後は一人なのですから。

社会保障には、大きく分けて四つの柱があります。

一つの柱は、医療保険、年金保険、労災保険、雇用保険、介護保険などの「社会保険」。

二つ目は、「公衆衛生」。このサービスの主な拠点は保健所や市町村保健センターですが、鳥インフルエンザなどの新興感染症、国際感染症の予防対策や、地震などの災害対応も担っています。

三つ目は、知的障害、身体障害、精神障害その他の多様な障害者福祉対策に関わる「社会福祉」。

四つ目は、「生活扶助」。

これらの総称が社会保障です。

たとえば病院というのは、社会保険の中の医療を担う機関のひとつですし、自治体は公衆衛生の責務を果たすべく、保健所や市町村保健センターを設置しています。企業等の職員の健康管理も重要な社会保障の一つで、これは健康管理室や人事部で担当していることが多いようです。幅広い社会保障のすそ野のどこを取って見ても、全国津々浦々の第一線でサービスを実現する担い手として活躍しているのが看護職です。何といっても、百三十三万三千人が働いています。

なかでも医療については、日本は国民皆保険制度を取っているにもかかわらず、ＯＥＣＤデータ・ランキングでみる対ＧＤＰ費は三〇か国中二十一位。それにもかかわらず、平均寿命は世界一という結果を維持しています。医療費の国民所得に対する比率が低いことをもって、「日本の医療水準は低い、日本の医療費は安い、だからもっともっと医療費を高くせよ」という短絡的な意見もありますが、その裏にある真実を読み取ることが必要でしょう。

日本では世界一効率的に医療が行われているという評価があり、その実績も出していることを忘れてはなりません。

この礎となっているのは紛れもなく、国民一人ひとりの健康行動ですし、第一線で医療に携わっている一人ひとりの労働力です。いまは健康ブームと言われ、誰でも少しは毎日の食事や運動に注意をしながら暮らしています。体にいいという栄養素の添加された健康食品もたくさん市場に出ています。医療の場と個人の行動の両方が相まって、結果を出しているのです。他の国と比べてGDP比が低いのだから医療にもっと資金を投入するべき、という数字上の詭弁には惑わされないことが大切です。

日本はこれまで世界一のスピードで高齢化してきたわけですから、医療費は増大して当たり前の状況にありました。ところがバブル経済が崩壊し、その後長く続いた不況下でさえ、その伸びは一定の上昇ラインを保ったまま、緩やかに推移しています。つまり、国民所得がひどく落ち込み続けていた間も、医療費が突出して増大することはなかった。少し前の時代が「失われた十年」といわれるときだったにも関わらず、です。

そしていまも、この結果は維持されたまま。それは、第一線が頑張り、政策的になんとかうまくやってきたから。現場を支えている看護職たちの手があったからの結果だといっても過言ではないのですが、そこのところはよく知られていません。

これらのデータからも、日本の社会保障制度を第一線で支え、医療費増大を抑制する原動力となっている看護職の底力を知っていただきたいと思います。

看護師の育成事情

日本は人口減少の時代に突入し、超高齢・多死社会になってゆきます。そうなっていくと、保健・医療・福祉などの社会保障は、間違いなく加速度的にニーズを増す領域となっていきます。しかも、赤ちゃんはもちろんのこと、年長の方々の健康・生命、そして生活維持・財産管理などにも関わる仕事ですから、従事する職員には、それなりの教養を備えた信頼のおける人柄であること、特定分野の専門知識に精通し、確かな判断力と実践力を有することが求められます。

看護師免許を取得するためには、基本的に、高等学校を卒業後、三年以上の学校養成所で看護の基礎教育を受けることが必要です。現在、全国で看護師を養成している機関の学年定員数はおよそ五万五千人で、卒業時にはこのうち八割が国家資格を取得しています。

高校に続く上位の学校種及びそこで実施される教育のことを「高等教育」といいますが、具体的には、大学・短期大学・高等専門学校などがあり、看護の基礎教育もそのいずれかのところで行われています。

日本の高等教育進学率はいま、男女ともにおよそ八割に達しています。いまのところ看護師の多くは女性ですから、女性の進学者について学校種類別の内訳をみると、大学四十九％、短大十七％、その他専修学校等への進学が三十四％という構成です。

一方の看護基礎教育について、その内訳をみると、大学の学年定員は現在一万二千五百人程度で、看護師の四人に一人が大学で養成されていることになります。

十八歳人口は平成四年度の二百五万人をピークとして、すでに十五年以上も前から減少が始まっていますが、今から二十年先には平成十九年には八十九万人、現在の三分の二になると予測されています。高等教育の中身については、平成十九年には「大学全入時代」に突入したといわれていますから、高卒者の進路は大学へと一気に選択が絞られてきました。

このような変化は看護基礎教育の場にも大きな影を落とし始めており、三年課程の養成所では十八歳人口が減り始めて五年後の平成九年から、三年制の短大では平成一九年から、入学定員を充足できなくなっています。女子全体でみると十人のうち四人は大学に進学するわけですが、看護基礎教育を受けることができる一万二千五百人というのは、大学に進学する女子の中のわずか五％未満。かなりの狭き門ですが、看護を目指すのなら、親御さんもご本人も当然ながら今は看護学教育を選びます。また将来的に看護師になりたいという希望があったにしろ、それはそれとして、いざ進路を選択するという段階では、入学可能な大学の学部を探すのが一般的です。三年制の複数の学校養成所では、これまで以上に情熱を持って看護を学びたい人たちに向けて門戸を開いて待っているのですが、選ぶ側からすると、もはや第一希望とはし難くなっているのが実態のようです。

もしこのままの教育体系を続けていくとしたら…。

絶対にこれは現実になってほしくないことですが、あえて苦言を呈するならば、日本の社会保障は看護師不足によって大きな地滑りを起こすことにもなりかねない。今、私たちの社会は、そうした岐路に立っていると思います。

例えばいまの入学定員充足率で推移したと仮定して、いずれ十八歳人口が三分の二に減るということは、三年課程を選ぶ学生は二万人以下、すると学年定員の二分の一も学生を集めることができなくなります。これでは学校養成所としての存続そのものが危うくなります。このような将来見通しに立つと、これからもしっかりした看護師を育てなければならないといいつつ、現行の仕組みを変えずに運営を続けていくと、ある時点で一気に学校閉鎖せざるをえなくなることがわかってきました。そのことはつまり、医療現場の第一線に看護師を供給できなくなる、医療の担い手がいなくなるということなのです。

臨床能力を養うゆとり

ますます高度化・煩雑化する医療の現場で、社会保障のあらゆる分野で、超高齢・多死社会に対応できるプロ、頼れる存在として活躍してもらうには、これからの看護職には、それ相応の教養ある知識人であることが、これまで以上に求められるようになっています。

このため、大学教育の四年間でさえも国家資格を取得するに足る基礎的なカリキュラムをこなすだけで目いっぱいになっています。学ばなければならない専門科目も増え、限られた教育時間の中で、講義、演習、実習の必要単位数をすべてクリアしなければ国家試験の受験資格は取得できません。

さらに、現在の看護基礎教育カリキュラムでは、全体に臨床実習の時間数が圧縮されていま す。以前は三千九百二十七時間だったものが、昭和四十二年には千七百七十時間になり、いまは千三十五時間です。たっぷり時間をかけて実習して実践力を培っていた時代と比べると、わずか四分の一の時間で卒業を迎えるのです。看護の技術は所定の資格を有したうえで提供されるものですから、実践や、専門的な技術というのは、知識を蓄え、資格を取得した後で、しっかり磨いていくのが筋です。それにしても、今の実習時間のままで病棟へ配属される新卒看護師の緊張感は、いかばかりかと推察します。このままの状態では、第一線に入って早々に、自信を失ったり、仕事が怖くなったりして、せっかくの人材を失ってしまうというリスクを減らすことができません。

就職しさえすれば、なんとか一人前に仕事ができると思われてしまうかもしれませんが、実をいうと技術はそこから磨かれていくのです。第一線に出てようやく責任と自覚がめばえ、私たちは目の前で必要とされるプロとしての判断力や実践力を、一つ一つ着実にものにしていくことが求められます。そこでは、どんなに心細くて自信がなくてもプロの仕事ができなくては前に進めません。

実務時間が激減したことをカバーするために、医師の実践力を補うという点では、すでに臨床研修制度が導入されました。しかし、看護師の実践力を補う方策は、まだとられていません。看護の実践力不足については、各医療機関の中で、職員が日常業務をしながら、あるいは業務時間を削って代わる代わる新任者の教育にあたっているのです。しかし、基礎教育の学生実習を担うだけでなく、現場が新任者の卒後研修までを、多忙な臨床の場で負担し続けることには、限界があります。

夢を持って看護の勉強をはじめ、ようやく資格を得たというのに、社会に出た途端、自分に自信をなくしてしまって職場を去るということを少しでも減らす。後輩の指導のために寝る時間も減らして個人指導に当たっている中堅看護師の燃え尽き現象を、少しでも食い止める。そうしないと社会は今、資格を持って働いている看護の力さえ、失ってしまうことになりかねません。

これからは、資格を取得した後に一定の期間を取って、最低限の臨床能力を身につけるということを制度的に整えることが、看護基礎教育の改革と併せて必要です。

少し視点はかわりますが、先ごろ社会保障国民会議は、将来必要となる看護師数を公表しました。それによると、今の就業数に加えてさらに三十七～七十四万人の増員が必要ということです。一年間に均すと、これから毎年の就業者数を二～四万人ずつ確実に増やしていかなければなりません。確かにここ十年程は、病院で働く看護職員が一年に一万三千人ぐらいずつ増えてきました。しかしこれからは、新しい担い手の育成と今ある有資格者の安定雇用の両方を、大胆かつ効果的に進めていかないと、就業者全体の数を増やすことはできません。それができなければ、社会保障制度の存続が危うくなります。最も大きな担い手集団である看護職を安定的に供給できるよう、社会全体で、保障制度を守る地固めをすることが必要となっています。

進化する看護資格　～スペシャリストたち～

看護師の国家資格は一種類ですが、現在ではそれに加えて、専門看護師や認定看護師という、特定の専門領域を持って活躍する看護師がいます。

「専門看護師」というのは、看護系大学院の修了者で、実務経験が通算五年以上あり、特定の専門看護分野の知識・技術を深めた看護師が対象となります。専門看護師認定審査に合格すると、認定証が交付され、専門看護師として登録されます。実際には、実践・相談・調整・倫理調整・教育・研究の役割を果たすことが期待されています。

専門看護師は今、全国で三百四人登録されていますが、水準の高い看護ケアを効率よく提供できるか、五年ごとに更新審査を受けなければなりませんので、この方々は質の維持についても厳しい姿勢が求められています。登録数だけでみると少数精鋭という感じですが、専門看護師たちは、これから保健・医療・福祉や看護学の発展のために貢献できる看護師として大いに注目されています。

また「認定看護師」は、すでに四千四百五十八人が登録しており、看護ケアの広がりと向上を図ることに貢献する看護師として、全国の看護現場で徐々に活躍の幅を広げています。

認定看護師には十九分野があり、実践・指導・相談の役割を果たすことが期待されています。この方々は実務経験に加えて六か月以上の認定看護師教育課程を修了し審査に合格すると認定証が交付され、認定看護師として登録されますが、その資格は専門看護師と同じように、五年ごとの更新制です。

さらに、看護師の中でも実績を積んで看護部長などを経験し、一定の看護管理研修を受けた人を対象とする「認定看護管理者」も四百八人が登録されています。こうした方々は病院の副院長として活躍することが多く、組織全体のトップマネジャーとしての道が開かれています。

清く正しく逞しく　～診療報酬の話～

看護界ではこれまで、お金のことを度外視して日々の仕事に邁進するのが清い姿、とする傾向が続いていていて、どうしても「ご奉仕、ご奉仕」という精神がクローズアップされがちでした。しかし仕事である以上、労働の対価として適正な報酬を受けるのは当然のことです。これからは、自分たちの技術が、社会サービスとしてどのような名目で、どのように規定され、どのように評価されているのか、少なくともその程度のことを熟知して業務にあたることが必要です。保険料を支払っている一人ひとりとしっかり向き合うためにも、「清く正しく美しく」ではなく「清く正しく逞しく」あるべし！　です。

医科の診療報酬は、大きく入院と入院外に分けられますが、その額は今、入院一日当たり二万三千五十円、入院外一日当たり六千六百五十七円です。

医療費は、診療行為毎に算定することになっていますから、同じことを行うのであれば、名医とされるベテラン医師が実地しても、若手医師が行った場合でも、料金は一緒です。同じく、特段の規制がない限り、その診療行為が数秒で終わっても何時間かかっても、料金に違いはありません。

例えば駅前など多くの人が行き来する場所にあって非常に人気のある診療所ですと、一時間に五十～六十人、午前中三時間の外来で百五十人以上診なければならない、というところがあります。土・日・祝日などを休診としても、一年間でこのすさまじい外来患者数が続くと、報酬は軽く数億円を超えます。

一方、人口の少ないところでは、一日の外来数が十人を超えることのない地域もあります。今、病院に勤務する医師の確保が困難、医師が不足している、中でも産科医が特に不足しているということが社会問題とされていますが、利用する患者の視点からこれを見直すとしたら、どうでしょう。技術の難易度やかかる時間に応じた、もう少し踏み込んだ評価の工夫も必要です。

さらに、暮らしの場が均一に分布するものではない以上、地域差についての負担は公費で賄うか、これまでの診療報酬にはなかった補てんの仕組みを新しく設けるということについても、検討が必要です。現状をみると、全国一律だけでは配分しきれなくなっていることを強く感じるのです。


また、最近では看護外来も増えてきました。それは、比較的症状は安定しているので毎回の治療の必要が薄くなってきた反面、継続的な看護ケアがかかせなくなっているケースが多くなってきたからです。血圧コントロールのこと、運動と食事の相談や指導、フットケアの方法、乳がん術後のリンパマッサージ、人工肛門の取り扱い方などなど、少し時間をかけて、その方の生活パターンに合わせながら適切な療養方法を一緒に検討していく。このような医療技術が普及してゆけば、看護師本来の持ち味を存分に発揮しながら、効率よく療養を支えていけるようになる。

そうした着眼点で、モデル的に看護外来を運営する動きがあちこちで出てきています。

これらの実績をもとに、看護外来のメニューが増えていくと、全国各地でその地域に密着した新たな看護サービスも充実していくでしょう。

第八章

もっと輝く！看護職の未来へ
～希望を持って歩むために～

【'09　にじいろのさかな】
日本の六歳園児の絵。誇れる社会を次世代へ渡せるように私たち自身が納得のいまを生きていこう！

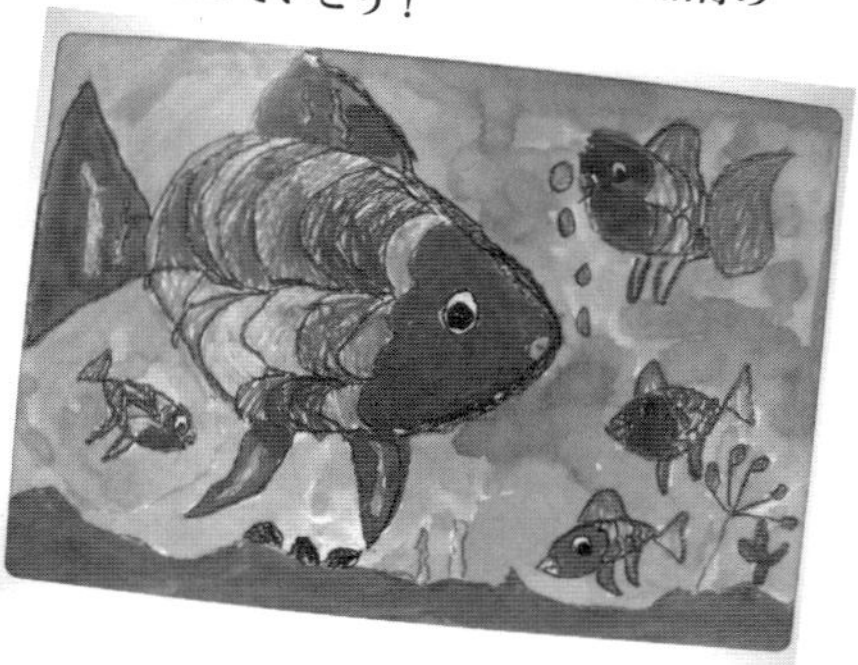

もっと自由な就業スタイルへ

つい最近まで、いわゆる白衣の天使はみな「看護婦さん」と呼ばれ、資格のうえでも男性は「看護士」とされていました。いまでは法律上も男女の別なく「看護師」と改められましたが、いまでも圧倒的に女性の割合が高い職業です。

いまの日本は、先進諸国の中でも女性の就業率が低い方です。男女共同参画の推進とか、女性総合職の採用、管理職への女性登用などが叫ばれてはいますが、国際的に見ると、働く女性、つまり女性の経済活動への参加が少ないのです。ずっと前は農業に従事する割合が高かったので、男女とも高い就業率だったのですが、農業に従事する人が減り、都市部に人口が集中し、経済が成長していく過程で、日本の女性は家庭に入ってしまいました。

スウェーデン、イタリア、カナダなどではいま、八割に及ぶ女性が経済活動に参加しています。しかも年代別に就業率の凸凹がなく、各々の生活に合わせて、みなできる範囲で働き続けています。以前に女性の就業率が低かった国はそれを高める努力をして、特定の年齢層で就業率に窪みのあった国はそれを改善する工夫をして、徐々に効果を上げてきました。

しかし日本は、二十代後半から四十代までのいわゆる子育て世代に大きな窪みを持ったまま、女性の就業率を上げることができないでいます。その理由は、今働いている者にも、また働いていない者にも、日本ならではの独特の感覚が定着しているからではないかと言われています。フルに働けない者を一人前とみなさない、といった硬直的な労働環境のことです。

看護職は社会保障を担う仕事であるだけに、全国どこへ行っても職場があります。例えば、夫の転勤や自分の都合で職場を移ったとしても、多くの場合、次の職場でも免許取得後の経験年数がそのまま通算されて給与に反映されます。また、免許に定年はありませんから、一つの職場をリタイアした後でも、年齢や経験に応じて、様々な場で役割を発揮し続けることができます。医療機関以外にも検診団体や企業、保健センターなど、業務の内容も多様に用意され、働く時間も二十四時間三百六十五日のうちから選ぶことが可能です。最近では、定年まで勤めた職場で顧問として、後輩の副院長や看護部長、これから管理職になろうとしている後進たちの指導にあたっている先輩もいます。

それなのに、実に驚くべきことに、年齢階級別にみた看護職の就業パターンは、日本の女性の平均的な就業率と同じ程度の水準で推移しており、なおかつ子育て世代で一度窪むという、同じようなM字曲線を描いています。

それはなぜか。

ほぼ女性だけで持っている職場なのですから、看護職たちはそこで一般社会の男性と同じかそれ以上に働いています。しかも看護の現場は厳しく、どんな職場であっても、プロとしてそれなりの責任と実践力を求められます。腰かけ仕事では務まりませんし、そのような中途半端な気持ちでいられたのでは、危険です。

こうして看護職は自分を厳しく律しながら仕事をしていますから、自ずと仲間にも厳しい職場風土が形作られていきます。みんなと同じようにフル稼働できなければ同等の職員とはみなせない。そんな中で数年仕事をしてきますと、いざ自分が子育てや介護、あるいは勉強を優先しなければならなくなったとき、現場の大変さを知ってるが故に看護職は「今が引き際」、と思いこんで、さっさと退職を決めてしまうのです。

同じ医療職である女性医師をみると、このような離職をする方は、まずありません。皆、何らかの形でキャリアを生かせる働き方へシフトして、上手に経済活動に参加しています。単身赴任の夫を支えつつ、子育てをするために、自分は決まった時間の勤務で働ける診療科（病理など）へと専門を変更して、立派に勤務医を続けるなど、様々な事例があります。

働く看護職員の六割は既婚で、そのうち八割以上が子育てをしています。これはかなりいい線までいっているとは思いますが、あと一頑張り。看護職も皆、貴重な人員なのですから、そろそろ自らの働き方、職場環境を見なおさなくてはなりません。どうしようかな、ここが潮時かな、と思った時に「ここが踏ん張りどころ。しばらくは半分のパワーで仕事を続けましょう。お互いさまなんだから」という同僚の声でしっかり支えられるような環境が、まだまだ足りません。一度離れてしまうとなかなか戻りづらいというのも、専門職の辛さです。長い職業人生の途中には、全速力で進むときばかりでなく、二分の一、三分の一のパワーへとペースダウンしながらキャリアをつなぐ時期もある。このような受けとめ方になることが求められています。

百三十三万を超える看護の労働力が協力して、子育て世代の窪みを改善し、全体の就業率を引き上げることができたら、日本の女性の就業率そのものが変わるでしょう。何しろ、資格を有するけれども就業していない看護職は国内に五十五万～六十四万人いるとされていますし、これから看護に従事しようと勉強中の学生がおよそ二十万人います。これらの潜在的な労働力を合わせると、国内には二百十万〜二百二十万人の看護力があります。このマンパワーは、働く女性全体の実に十二〜十三人に一人という規模です。

だからこそ、ここから女性の働き方が変わる可能性は高いのです。そして、女性全体の働き方が変わっていけば、おのずと日本の男性の働き方にも影響を与えるに違いありません。

女性がもっと経済活動に参加するようになれば、男性は少し違った生き方を選べるようになります。介護や子育て、自分のキャリアアップのために資格を取るなど、仕事一筋に働き続ける人生だけでなく、バラエティに富んだ生涯をデザインできるようになります。

これからは生産年齢人口が減っていくのですから、男性も女性も、社会を維持するための心地いい社会参加の道を模索してはいかがでしょう。

現場を科学せよ！

先日参加した会議で、こんな発言がありました。「政治は国民福祉のためにある。だから現場に足を運び、当事者に聞くことが大事。それを知り、政策をつくるのが政治家の仕事、役人に任せてはいけない」　確かに一理あると思います。しかしこれには、何か言葉を補う必要があると思いました。

看護でも介護でも、誰もがしょっちゅう経験することではありません。生涯に一回しか経験しない人もいるし、全く経験しないで亡くなってしまう人もいる。みんながみんな、そういうことについて経験豊富というわけではないのです。

しかし、辛いことや悩み事、困り事には共通項があります。それをどういうふうにすると乗り越えやすいか、楽になるか、少しでもよくなれるか。毎日第一線でそのことを一生懸命考えながら悪戦苦闘している仕事師たちの生の声も、とても貴重だと思うのです。私がこう思うのは、第一線で一番つらい事実を目の当たりにしている人々の声を集約する作業が、あまり綿密にはなされていないと感じているからです。

現場で遭遇する様々な事例はあまりにも深刻で、あまりにも多様な悩みに満ちているのですが、それが毎日繰り返されていくために、すべてが当たり前のように日常業務の中で経験的に流れていってしまうといったようなことです。それらのノウハウを、科学として蓄積し、次にはもっと効果的に活用される技術にできれば、もっともっとうまく第一線での気づきが汎用化されていくでしょう。そういう蓄積があって、その中で本当にいいものが制度になり、安心して使われるようになることが、本当の国民福祉への貢献なのだろうと考えます。

その意味で、研究者は、実践からの理論化だけでなく、それを制度化するところまで、大きな役割を担っているわけです。誰しも一夜にして専門家になるわけではありません。いろんな修羅場をくぐってたくさんのことを経験していくから、新たな知恵が芽生えるのです。そうして得た知恵を、実際に広く使えるようにすること。それを必要としている多くの国民がその恩恵を受けられるようにすること。次代を担う人たちが同じ苦労をしなくてすむように、専門家や政治家のみなさんには、そういう役割発揮の方法が託されていると思います。

看護師はオーナーであれ

看護職は、雇用の形態で言えば、雇われている場合がほとんどですが、看護師は自らの専門、自らの人生のオーナーたるべしです。

看護職は、「看護技術という付加価値を持つ一つのブランド集団」です。その技術力や輝き方は一人一人違っていますし、専門分野や得意とする技術もさまざまです。

この「看護職」というブランドに生涯をかけて磨きをかけてゆく作業には、いつも愉しさやロマンがついて廻っているように思います。身に付けたことの価値を自分でどう自覚し、誰の目にも明らかなものに仕上げていくか。これは、ブランド力を磨くということにほかなりませんし、夢がある。看護のプロというからには、その技術力にプライドと自覚を持ち、看護職というブランド力をしっかり周囲にみていただけるような努力を、積極的にしていかなければなりません。

専門職としての自分の仕事をどう表現して、いかに社会へ貢献していくか、そこに責任を持てる状況になっていくことが望まれます。

その上で、一国一城の主になれるならベストです。

今はまだ、看護師がオーナーになるという感覚があまりないので、自分の仕事を直接お金に換算するという発想も稀薄です。自らの労働に対して適正な評価ができることも、話を先に進めるためには必要でしょう。

看護職は社会保障の担い手であるという自覚とともに、その責務を全うするためにはお金がかかるという事実をしっかり認識すること。さらに、自分の技術がどう評価されていて、評価を高めるためにはどう展開していかなければいけないのかを、第一線の現場から日々学び取り、実践すること。そうやって、より高い水準の看護技術を社会へ還元していく立場にあること。このあたりの一連のつながりを、意識していくことが必要です。

前向き三Kへの発想転換

かつて看護の現場は「きつい、きたない、きびしい」の三K労働だと表現されたことがありました。

しかし今は「賢く、健康的で、確実に仕事する」、前向きな三Kのカッコいい集団です。

考えてみれば、この世の中で「楽に、美しく、簡単に」できることはあるのでしょうか。どんな仕事にしろ、生活の糧を得るというのはそう簡単ではないはずです。こんなに時間をかけて、あんなに一生懸命やっても、これっぽっちの収入にしかならないのかと情けなくなることのほうがむしろ多いぐらいではないでしょうか。私はそれが現実社会の姿なのだと思っています。

夢は見るもの、追い求める価値のあるもの。決して子供だけに許される特権ではなく、夢も希望も生涯にわたって、果てしなく持ち続けてよいのですから、心の中ではいくらでも「楽に、美しく、簡単に！」をめざすことができます。

しかし収入の多い少ないにかかわらず、社会に生きる上では、地に足のついた感覚を持たないと、いわば自分の現在地みたいなものを確認しながら毎日を過ごさないと、途端に今が嫌になってしまうことがあります。働くということはそのように厳しいからこそ、私たちは今うまくいっていないことや、納得のいかないことも直視して乗り越えていく術を、現実の中で身につけていきます。そのときに役立つのが、発想の転換だったり、プラス思考です。

看護師不足が深刻とされた頃に言われていた三Kも、そろそろ前向きなフレーズに改めてはどうでしょう。

グチを言いあい、悪いところを突き合っていると、終いにはすべてが嫌になるものです。それは人付き合いでも同じこと。

「お互いのいいところを探してごらん、するともっと楽しくできるんじゃない」

「あなたはとてもあの人のことが気になるのね、だってさっきからずっとそのことばかり話題にしているもの」

気がついてみると、プラス思考で物事を処理していく場合と、マイナス思考で物事を処理していく場合では、その結果が大きく違ってきます。

感情が先に立ってくると往々にして物事を冷静に見られなくなるものですが、そういうときにはきまって、自分の分の悪いところ、嫌なところが、際立っているはず。それを隠そうとして相手を非難し始めると、事態は深刻になるばかりです。どこかの時点で誰かから、「こうするといいかもね、ここはいいところだね、こうしたいね」とプラスの目標を設定できるようになると、コミュニケーションも健全な流れへと変わっていきます。

三つのKを「きつい、きたない、きびしい」と捉えるか、「賢く、健康的で、確実に仕事する」と捉えるか…。同じ三Kならば、発想はプラスに転換したほうが、良いに決まっていると思うのですが？

看護の日は思いやりの日

毎年五月十二日は看護の日です。これは老若男女を問わず、看護の心、ケアの心、助け合いの心を育むきっかけとなるようにとの願いを込めて、平成二年に制定されました。

看護の日とは、「思いやりの日」なのです。

私たちが社会で生きていくときには、お互いに思いやる心を持つこと、そして相手の思いやりを感謝し素直に受け止めることが大切です。それをどう生かすか、どう形に表すかはその人次第ですけれども、「そのような気持ちが基本にあれば、お互いに生きるのが楽になって、いろんなことが円滑にうまくいくよ」ということです。

それはもちろん、他者への思いやりばかりをいうのでなく、「自分に対する思いやり」にも通じています。例えば自分の心の悲鳴を聞いたときには「ここは頑張りどころじゃないから、いったん力を抜いて、少しゆっくり構えることにしよう」とか、交渉事が頓挫した時でも、「無理せず、ここは自分が折れてみよう」と、はやる気持ちをコントロールすること。これは、自分をケアすることでもあり、大切な自分への思いやりの心です。そういうことに気づく感覚というのは、刻々と変化していく時代を乗り切る上で欠かせません。

キラキラと自分が輝ける仕事につき、楽しいことだけを一生続けていけるのならそれに越したことはないでしょう。しかし悲しいことも悔しいことも、思わぬところでやってきます。こうしたことにただ流されていくのではなく、自ら上手にケアして乗り越え、どこかのタイミングで「本当に自分は人生を大事にできた。この生き方で幸せだ」と実感できるようになりたいものです。

私たちの日常には苦しいことや大変なことがたくさんあるのですが、不思議なことに、時にうれしいことがあると、途端に気持ちが軽くなります。心地いい体験、プラスの実感は、強く印象に残って、次のステップへ向かうための自信や勇気につながっていきます。

一番つらい時に、「はた」と気づいて周囲の方々や自分を思いやることができるようになると、その感覚がみんなに自信を与え、勇気づけることにつながるのではないでしょうか。

看護の日が、そういうことを考えるきっかけになってくれれば、と願っています。

看護とは、生きる力を守ること

看護の仕事は、生きる力を守る仕事です。

病気やケガや、あるいは他の理由で何か不都合が起こって生きる力が弱くなったときに、それ以上弱くならないようにする。もう元の健康な状態には戻らないというときには、心を安らかな状態にしていく。そうやって、不調を来してしまった生きる力が、元に戻るようにお世話をすることで、安心感や安定をもたらしていく。これが看護の仕事です。

感染の予防や痛みの緩和、化学療法の苦痛にも適切に対処して、なるべく生きる力を消耗することなく過ごせるようサポートしています。

それでなくとも病気や障害になると、元の生きる力を取り戻す途中で様々なトラブルに遭遇することが多いものです。そんな実情も、知っておかなければなりません。

たとえばがんの治療の過程では、気がつかないうちに消費者被害にあったりします。

がんが消えるというキノコの粉末、がんが小さくなるという植物のエッセンス、身につけているとがんが再発しないという石、その他たくさんの魅力的な品々が、次々とあっせんされます。もしもいまの治療以外の方法で、少しでも良くなるのであれば、何でもトライしたい、早く治りたい。そう思いながら過ごしているところへセールスがやってきます。

初めは断っていても、何度かするうちに断りきれなくなることもあります。商品購入の是非をめぐって、早く回復したい気持ちと思うようにならない焦りとが交錯し、家族とのいさかいが絶えなくなってしまうケースもあります。回復への見通しだけでなく、それ以外の悩み事を抱えながら病気と向き合わなければならない苦悩を誰が支えてくれるでしょうか。

そういう個別の事情を聴き、本音のところで応えていける、必要な情報があればそれを調べて提供する、時には医師との仲介役にもなる。こういった調整役あるいは橋渡しの役割も、第一線の看護師は担っています。説明不足があれば、何度でもベッドサイドに足を運びます。その技術は、メスでさばくように鮮やかな切り口を見せることはありませんが、生きる力を守るという点で、じわじわと効き目を顕す、それが看護の仕事です。

私は、一人でも多くの人に「看護」という仕事に興味を持って欲しいと思っています。それは、実際に看護の仕事についている人に対しても、同じ気持ちです。

看護師が仕事に自信を持ち、胸を張って「私の仕事は看護です」と言えるようにしたい。そういう環境をつくりたいと思います。

生きる力が弱くなったときに、それを守るのが看護の仕事だと言いましたが、看護職の人たちが、そういうことをきちんと言えるような環境になっていけば、社会も変わっていくだろうし、医療現場でもいい関係が築けるのだろうと思います。


これから人口構成が変わっていく中で、看護の仕事はもっと需要が増えてきます。看護職の需要が増えるとともに、活躍の場も広がるだろうし、求められるサービスの質も高くなってゆきます。そんなときに、右から左へ仕事をこなすのではなく、人間的なふれあいを大切にした「心のこもった看護」のできる人材が必要です。

看護の世界も今、いろいろな制度が育ち始め、技術が社会に根付いてきています。この新しい風を感じているのは、私だけではないはずです。

二十一世紀の新しい看護師像をめざして、次世代のナイチンゲールたちが育っていけば、社会全体にも希望が見えてくると信じています。

ナイチンゲール・スピリットでいこう。

初版発行	2009年2月19日
6版発行	2009年4月28日
著　者	たかがい恵美子
発行者	瀬戸弥生
発行所	JPS出版局 e-mail : jps@aqua.ocn.ne.jp　FAX : 0463-76-7195
発売元	太陽出版 東京都文京区本郷4-1-14　〒113-0033 TEL : 03-3814-0471　FAX : 03-3814-2366
印刷・製本	東京書籍印刷株式会社

プロデュース	田中規之（株式会社ティーブレイン）		
装　丁	東本三郎／三浦沙織（株式会社アドビジョン銀座）		
撮　影	石田晃久	編　集	吉田尚子
編集協力	高塚一昌（株式会社マニク）		

ISBN978-4-88469-610-8